U0235353

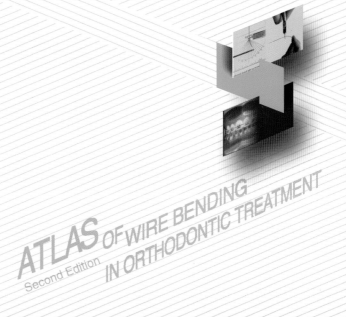

ATLAS OF WIRE BENDING
Second Edition IN ORTHODONTIC TREATMENT

口腔临床操作技术丛书

第**2**版

口腔正畸治疗常用弓丝弯制技术

ATLAS OF WIRE BENDING IN ORTHODONTIC TREATMENT
Second Edition

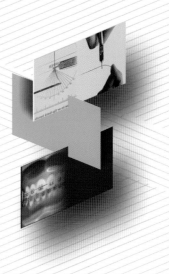

主 编　赵　弘　李小彤

审 校　傅民魁

编 者　（以姓氏笔画为序）

　　　　刘　怡　朱胜吉　孙钦凤

　　　　李　悦　李小彤　邹冰爽

　　　　杨雁琪　周明辉　赵　弘

人民卫生出版社

图书在版编目（CIP）数据

口腔正畸治疗常用弓丝弯制技术 / 赵弘，李小彤主编.
—2版.—北京：人民卫生出版社，2017

（口腔临床操作技术丛书）

ISBN 978-7-117-25893-7

Ⅰ.①口…　Ⅱ.①赵…②李…　Ⅲ.①口腔正畸学－矫治器－制作　Ⅳ.①R783.508

中国版本图书馆 CIP 数据核字（2018）第 001171 号

人卫智网	**www.ipmph.com**	医学教育、学术、考试、健康，购书智慧智能综合服务平台
人卫官网	**www.pmph.com**	人卫官方资讯发布平台

口腔正畸治疗常用弓丝弯制技术
第 2 版

主　　编：赵　弘　李小彤
出版发行：人民卫生出版社（中继线 010-59780011）
地　　址：北京市朝阳区潘家园南里 19 号
邮　　编：100021
E - mail：pmph @ pmph.com
购书热线：010-59787592　010-59787584　010-65264830
印　　刷：人卫印务（北京）有限公司
经　　销：新华书店
开　　本：787×1092　1/16　印张：10
字　　数：237 千字
版　　次：2010 年 9 月第 1 版　　2018 年 4 月第 2 版
　　　　　2024 年 4 月第 2 版第 8 次印刷（总第 20 次印刷）
标准书号：ISBN 978-7-117-25893-7/R·25894
定　　价：80.00 元

打击盗版举报电话：010-59787491　E-mail：WQ @ pmph.com
（凡属印装质量问题请与本社市场营销中心联系退换）

主编简介

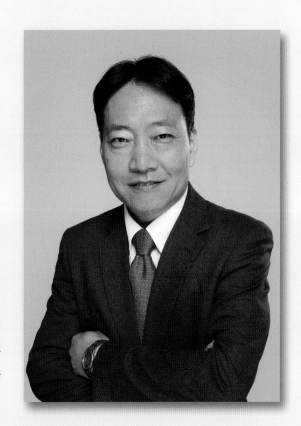

赵　弘

齿学博士　北京信和贸易有限
公司总经理,OPD 国际齿科培
训中心技术总监

1983 年毕业于原北京医学院（现北京大学医学部）。1996 年取得大阪齿科大学齿学博士学位。1991 年加入日本矫正学会，1996 年加入美国矫正学会。

2005 年 9 月被山西医科大学口腔医院聘为正畸学专业客座教授；2008 年 5 月被银川市口腔医院、遵义医学院口腔硕士研究生培训基地聘为正畸专业客座教授；2009 年 3 月列入自治区首批优势重点专科特聘专家；2013 年 3 月北京大学医学网络教育学院开设《PD 法弓丝弯制训练》课程；2014 年 4 月列入四川大学华西口腔医院口腔正畸国家临床重点专科西部行计划；2015 年在"好牙医"平台开设《PD 法弓丝弯制训练》网络课程。

曾为山西医科大学口腔医院、首都医科大学口腔医学院、武汉大学口腔医学院、山东大学口腔医学院、上海交通大学口腔医学院、第四军医大学口腔医学院、四川大学华西口腔医学院、吉林大学口腔医学院、中国医科大学口腔医学院、大连医科大学口腔医学院、哈尔滨医科大学口腔医院、重庆医科大学口腔医学院、中山大学光华口腔医学院等多所著名医学院校的口腔正畸研究生、进修生，以及傅民魁正畸训练中心，青岛、广州、德阳、长春、OPA-K 矫正技术培训基地的口腔医师提供专业、系统的正畸技能培训。

2009 年翻译《基于呼吸及口周肌功能的正畸临床治疗》（近藤悦子）；2010 年参与编写《正畸治疗常用弓丝弯制技术》（李小彤，赵弘）；2014 年 9 月翻译《平直弓丝矫治技术》（小坂肇）；2014 年 12 月参与编写国家级继续医学教育项目教材《口腔正畸学基础培训教程》。

主编简介

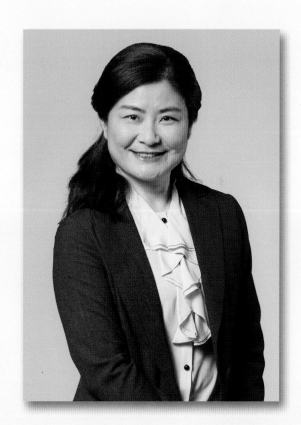

李小彤

北京大学口腔医院正畸科主任
医师、副教授,硕士研究生导师

师从傅民魁教授、张丁教授，2000年获得北京大学医学博士学位。2000—2002年曾赴日本昭和大学和日本松本齿科大学从事博士后研究工作。

1993年以来，一直活跃在口腔正畸领域医、教、研工作岗位，并不断学习国内外最新临床和科研进展、积极开展临床和基础科研工作，尤其专注于成人多学科合作的联合治疗、儿童错𬌗畸形的早期治疗和综合治疗，以及正畸牙齿移动的机制等方面的探索和研究。

先后负责或参与多项国家自然基金、科技部基金项目。在国内外专业杂志上作为第一作者及责任作者发表论文30余篇，其中SCI收录3篇。主编《口腔正畸治疗常用弓丝弯制技术》一书，参与《口腔正畸专科教程》、《口腔正畸学》（北京大学八年制教材）等专著的编写，以及《现代口腔正畸治疗学》等专著的翻译工作。

2 版序

自 2010 年第 1 版《口腔正畸治疗常用弓丝弯制技术》出版以来，得到了广大年轻医师和正畸研究生的广泛使用，已成为第一本正畸技能训练较为全面和系统的教程。

多年来，在使用本教程及弓丝弯制训练中，我们发现示教老师的手法和动作并不能统一，完成弯制时间和动作也有差异，造成同样的学习者观看不同老师或同一老师在不同时间段弯制的示教均有所不同。一个完美的弯制作品并不等于弯制过程同样完美。如何能让绝大多数学习者用最有效和统一的方法获得更加精准的弓丝弯制，已成为多年来我们在弓丝弯制教学中需要不断改进和进一步完善的课题。

由日本 HPI（Human Performance Informatics Institute）研究所创始人、美国牙医 Dr.Beach 理事长在 20 世纪 60 年代末开始，经过 20 多年的研究提出了指导口腔科医师操作的 PD 理论（proprioceptive derivation），译为"固有感觉诱导"，是从人体本身所固有的本体感觉演绎而来的理论。其观点是"以人为中心，以零为概念，以感觉为基础"。凡是自然、健康的状态均被看作是零，而不自然、不健康的状态则根据程度而定为从 –1 到 –9 不同等级。

固有感觉诱导理论旨在保护医护健康和提升服务质量的现代化、国际标准化牙科操作模式。此技术是随着人体工学的应用及工业技术的发展，于 20 世纪 60 年代后期到 80 年代在美国、西欧等地迅速发展,这在口腔科的医学行为学上是一次飞跃。自 1992 年由上海市牙病中心防治所在日本森田公司的大力支持下将 PD 理念引入中国的 20 余年来,PD 对口腔科疗效、四手操作、口腔科医师健康以及患者心理舒适度的提升作用均得到了一定的研究和证实。自 2008 年开始,在武汉大学口腔医学院、山东大学口腔医学院等全国多所医学院校正畸科和基层医院,以研究生和不同层次的医师为对象进行弓丝弯制培训。通过 2014—2015 年近 3000 多人的训练,探索到应用 PD 理论对不同层次医师在弓丝弯制训练中的有效帮助。它不仅可进一步加深学生的理解和记忆,提高其完成所学动作的准确性;同时,医师的职业健康意识也可以得到不断的提升。

第 2 版在上版基础上增加了 PD 法弓丝弯制概念和操作视频(扫描二维码即可观看)。这是近 20 年来,在国内各地口腔医学院校及基层医院和诊所进行零起点训练中不断摸索而形成的一套有中国式教学特点的训练教程。通过 2005 年在山西医科大学口腔医学院对正畸科医生和研究生训练,2008 年相继为首都医科大学口腔医学院、武汉大学口腔医学院、中山大学第三附属医院、山东大学口腔医院正畸研究生进行定期培训中积累的经验总结。

在这里要感谢国内多所口腔医学院校和口腔医院提供的教学培训平台。感谢大家对 PD 法弓丝弯制的认可与评价。感谢四川大学华西口腔医学院赵志河教授、首都医科大学口腔医学院白玉兴教授、武汉大学口腔医学院贺红教授、中山大学第三附属医院艾虹教授、山东大学口腔医学院郭泾教授、辽宁医学院黄克强教授多年来对 PD 法训练的认可和支持。感谢北京信和贸易有限公司赵秀静董事长及全体员工对本书的拍摄和整理提供的大力支持和帮助，感谢 TOMY 国际公司和盐田公司多年来对中国正畸事业作出的杰出贡献。最后还要感谢北京大学口腔医学院傅民魁教授在 2010 年 6 月参与编写第 1 版《口腔正畸治疗常用弓丝弯制技术》序言中的鼓励，感谢北京大学口腔医学院曾祥龙教授在 2014 年参与编写《口腔正畸学基础培训教程》序言中的高度评价以及多年来对我们的帮助。

虽然近几年在全国巡讲中均有在细节上的更新和补充，但由于水平有限，仍未能达到追求精细和完美的目的。即使用工匠之心做事，也会有不足之处的纰漏，恳请各位专家、学者、同仁的批评指正。

赵　弘　李小彤

2017 年 6 月于北京

1 版序

我国儿童青少年错𬌗畸形的发生率达65%,随着口腔医学的发展,人们对错𬌗畸形影响面颌形态和牙𬌗功能的认知不断增加,加之生活水平的提高,对于错𬌗畸形的矫治需求明显增加。口腔正畸医疗已从原来的大城市扩展到中小城市。这是我国医疗的进步。

口腔正畸医疗工作需要有正确的诊断分析、矫治设计,同时又需要有临床操作的医疗技能,其中矫治弓丝的弯制是一重要内容。一个好的正畸医师必须是"手脑俱佳"。口腔正畸医师的教学培训中,矫治弓丝的弯制训练是重要而不可缺少的内容。本书主编李小彤副教授和赵弘博士以及其他各位著者都是具有丰富临床经验的口腔正畸医师,同时又长期从事口腔正畸的教学和培训工作。他们在书中阐述了口腔正畸临床弓丝弯制的种类、方法及原理,图文并茂,相信对于口腔正畸基本技能的学习是十分有益的。已出版的不少口腔正畸学方面的书籍是包括了基础研究、临床诊断设计、治疗方法的"大书",确实我们也需要这样一本基础技能训练的"小书"。这是他们努力的结果,向他们表示祝贺和感谢。希望有更多具有特点、又有实际应用意义的"小书"出版。

我为中国口腔正畸学科的迅速发展,和一代正畸医师的茁壮成长而欣慰。

傅民魁

于北京大学口腔医学院

时逢从医执教五十周年

2010 年 6 月

1 版前言

　　口腔正畸理论和技术的发展及越来越多的患者正畸治疗的需求，带动了正畸临床工作的开展，鼓励更多的全科口腔医师通过各种形式的培训，系统地学习和提高口腔正畸专业的知识和技能。这其中重要和基础的一项技能就是正畸弓丝的弯制。在多年从事正畸临床教学和培训的过程中，我看到通常的模式就是老师示教——学员模拟，学员在模拟弯制时，常常会反复询问弯制中的要点和技巧，有时甚至希望能把老师的示教弯制过程拍摄下来，以便反复研究。这说明正畸弓丝弯制的培训是需要在重点提示下直观模拟、反复摸索的过程，不同于诊断和治疗设计等方面的理论学习。这使我们萌生了编撰这本《口腔正畸治疗常用弓丝弯制技术》，希望能帮助读者学习、训练和使用弓丝弯制技术。

　　本书在编排的形式上强调直观，从弯制者的视角，把每种弓丝弯制的过程连续拍摄下来；内容上强调贴近临床工作，选择临床常用的弓丝弯制进行示教，即使在直丝弓矫治技术应用中这些曲或弓丝仍然需要。本书采用图解的形式，用近 700 幅照片，图文并茂，系统、详细、直观地介绍临床正畸治疗中处于不同阶段、不同治疗需要的情况下各种常用弓丝的合理应用，同时结合临床正畸病例，更有针对性，有助于理解各种常用弓丝的运用和弯制技术。对于近年来开展广泛而在应用过程中常常让医师困惑的 MEAW 技术和舌侧正畸技术，用了专门的篇幅讲解弯制的特点和技巧。

本书面对的读者广泛：对于初入门的正畸医师，是正畸基本技能培训的实用工具书，针对临床正畸治疗中遇到需要解决的问题，可以按图索骥，正确选择、弯制合适的弓丝，少走弯路，对于有一定临床经验的医师也可以重新评价临床治疗中的弓丝运用，规范操作，使正畸治疗更上一个台阶。

在本书出版之际，特别要感谢我的导师傅民魁教授多年来对我的临床、教学和科研能力的培养；在本书的选题、内容和编写过程中傅老师给予的指导，更加明确了本书的服务对象，使本书更加贴近临床工作和读者的需要；正值傅老师从医执教 50 周年之际，谨以此书表示对傅老师的敬重和感激。感谢北京大学口腔医院正畸科，为本书图片拍摄提供的设备和技术支持；北京信和公司为本书图片的拍摄提供了场地和人员的服务，赵秀静女士、李悦女士为图片的拍摄和整理提供的大力帮助，在此一并感谢。

我们本着真诚、认真的态度编撰此书，但由于水平有限，书中不免会有不妥之处，也欢迎读者的批评和指正，以便我们完善和改进。

李小彤

2010 年 6 月

目录

二维码目录

第一章

正畸弓丝的选择及应用

随着口腔材料学的不断发展,正畸弓丝的种类越来越多。除了传统的不锈钢丝、钴铬镍合金丝外,20 世纪 70 年代后出现了镍钛合金丝、形状记忆镍钛合金丝、β 钛合金丝、离子导入镍钛合金丝等,近年来为了美观又发明了非金属弓丝。如此众多的弓丝让临床医师在弓丝选择中感到迷惑,尤其在选择力学性能最复杂的镍钛弓丝时,依靠手感的经验是非常不科学、不可靠的。本章的主要目的是介绍正畸弓丝尤其是镍钛弓丝的相关性质与特点,以帮助临床医师作出合理的选择。

一、基本概念

1. 弓丝的生产

弓丝的生产过程由多个环节组成。金属材料经过冶炼后加工成毛坯,然后再加工成适合生产弓丝的原料,最后再经拉伸、热处理、硬化等过程得到最后的成品。在这些过程中,弓丝拉伸的比率、截面通过的损耗率、热处理、摩擦力、温度控制都会对弓丝的性质产生影响。因为即使对同一个厂家,不同批号之间的弓丝,其性质也可能也会有不同,尤其是生产工艺较为复杂的钛合金类弓丝。

2. 三点弯曲试验

正畸弓丝的力学性质需要用一些弯曲试验来反映,传统的悬臂梁试验并不适用来评价正畸弓丝。最常用的是改良后的三点弯曲试验,其模拟了正畸临床中的中弓丝与托槽间的关系。这种小间距的弯曲试验很能适合研究镍钛丝这种较柔软的弓丝。根据正畸弓丝的国际标准,三点弯曲试验的支点间距为 10mm,但在许多实际研究中,也有人用到 13mm 或更大的距离。但万变不离其宗,所有的弯曲试验研究的都是形变量与加载应力之间的关系。

弓丝弯曲试验需要记录弓丝的形变量和加载应力的大小,分别用在横坐标与纵坐标上表示。它们构成的图形称为应力 - 应变曲线(图 1-1-1)。在这个曲线上,我们可以观察的指标有加载和卸载力、屈服点、最大屈服力、最大弹性形变(称为工作范围)及弹性模量。对于镍钛丝,应力 - 应变曲线在加载与卸载时不相同,称为双模曲线。

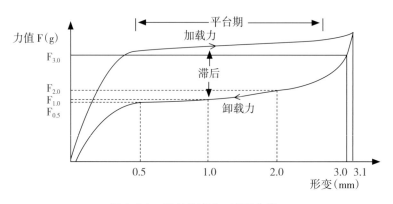

图 1-1-1 弓丝的应力 - 应变曲线

应力 - 应变曲线可称为受力 - 形变曲线,图中可以看到加载和卸载分别有不同的曲线,其中加载力对应正畸中的结扎力,卸载力对应矫治力。两者之间差异称滞后(hysterisis),较平直的部分称为平台期,平台期决定了弓丝的工作范围。

3. 加载和卸载

正畸过程中实际上利用的都是弓丝卸载的力量,而在研究当中,经常是从加载开始进行。对于符合虎克定律的弓丝来说,加载力值和卸载力值与形变是呈线性关系的。而对于镍钛丝而言,加载和卸载过程是两种不同的过程。

二、评价弓丝各种性质的指标

评价弓丝性质的指标主要指机械性能和生物性能。机械性能是对弓丝力学作用的反映，包括弓丝的截面及尺寸、弓丝的弹性模量、形状记忆合金的相变温度、弓丝的热处理、摩擦力等等。生物性能主要指弓丝在腐蚀过程中离子的释放对生物体的影响。

1. 弓丝的截面和尺寸

正畸弓丝根据截面可以分为圆丝和方丝，正畸圆丝由带型材料拉伸制成，方丝是在圆丝的基础上再经过滚压制成，所以在方丝的截面上会有一定程度的弧度，不同的弓丝、不同厂家产品的弧度不一样。这个弧度在临床应用转矩力时会有一定的影响。

弓丝的尺寸对圆丝而言是指截面的最大径，对方丝而言是指截面的长和宽，一般用英制单位表示。笔者曾对不同进口及国产弓丝的尺寸精度进行测量，结果是令人满意的。对同一种品牌弓丝来说，尺寸越大的弓丝在相同形变下可以产生更大的矫治力，但在不同品牌弓丝之间这个原则不一定适用，尤其是镍钛丝，有的品牌大尺寸的弓丝产生的矫治力反而比其他品牌小尺寸弓丝还要小，这个在选择镍钛丝时要有所考虑。对于方丝而言，在产生转矩力时，我们需要考虑其截面的大小，因此需要注意0.017英寸×0.022英寸与0.017英寸×0.025英寸的方丝之间的区别。

2. 弹性模量及工作范围

弹性模量是指在受压的情况下，应力与相应应变之间的比值，确切地说，它反映物体在受力方向上的力学性质，是反映对弹性形变的抵抗能力的物理量。对它的测量方法很多，研究弓丝多采用悬臂梁试验（Cantilver，美国国家标准局及美国牙科协会标准 ANSI/ADA 第 32 号），记录弓丝从受力到屈服点之前的应力应变。屈服点指弓丝产生最小永久形变时的弯曲度，这个指标也相当于牵张试验中的屈服点，其相应的力值称为屈服力。悬臂梁试验是有一定斜率的直线，经典图例中横坐标是加载力值，纵坐标为弓丝形变。临床更关心的是在达到最大屈服点之前的情况，这一段的弹性性能是产生矫治力的来源。

3. 弓丝的热处理

弓丝热处理是一种退火的过程，其目的是消除残余应力，增加强度，稳定尺寸。由于弓丝的拉伸加工，正畸弓丝具有典型的锻造微结构，原材料的等轴晶体结构经过机械加工后不复存在。在光镜或电镜下，可以看到煅造后晶体在平行于拉伸方向上紧密排列。这种结构是正畸临床产生合适矫治力及维持力学性质的基础。合理的弓丝热处理不会破坏这种晶体结构。但如果将不锈钢丝加热到 700℃以上，弓丝会由于晶格重组而失去这种煅造微结构，迅速变软。临床中，应当使用电阻式的点焊机来进行有控制的热处理。不锈钢丝、钴铬镍合金丝及部分的镍钛丝都可以进行热处理。

4. 形状记忆性与马氏体相变

20 世纪中叶，美国和前苏联在空间领域展开激烈竞争。美国制定了雄心勃勃的"阿波罗"登月计划。但要实现月球与地球之间的信息沟通，就必须在月球表面安放一个庞大的抛物线形天线，可是在小小的登月舱内无论如何也放不下这个庞然大物。这在当时一度成为登月工程中的关键性技术难题之一。1963 年，美国海军军械研究室发明了第一代形状记忆合金 Nitinol，给这个难题的解决带来了契机。科学家先把这种合金做成所需的大半球形展开天线,然后冷却到一定温度下,使它变软,再施加压力,把它弯曲成一个小球,使之在飞船上只占很小的空间。登上月球后,利用阳光照射的温度,使天线重新展开,恢复到大半球的形状。1969年7月20日,乘坐"阿波罗-11号"登月舱的美国宇航员阿姆斯特朗在月球上踏下的第一个人类的脚印时说:"对我个人来说,这只是迈出的一小步;但对全人类来说,这是跨了一大步",阿姆斯特朗当时的这段图像和声音就是通过形状记忆合金制成的天线从月球传输回地面的。

形状记忆合金(shape memory alloys,简称SMA)是一种能够记忆原有形状的智能材料。当合金在低于相变温度时,受到一有限度的塑性变形后,可由加热的方式使其恢复到变形前的原始形状,这种特殊的现象称为形状记忆效应(shape memory effect,简称SME)。而当合金在高于相变态温度时,施以一应力使其受到有限度的塑性变形(非线性弹性变形)后,可利用直接释放应力的方式使其恢复到变形前的原始形状,这种不通过加热即恢复到原先形状的相变,看起来像弹性变形,但与传统材料的弹性有本质不同,其应力-应变曲线是非线性的,如果应变部分恢复,称为相变伪弹性,或拟弹性(pseudo elasticity,简称PE),如果其应变可以完全恢复也称为超弹性(super elasticity)。这两种形状记忆合金所拥有的独特性质在普通金属或合金材料上是无法找到的。

形状记忆合金为什么能具有这种不可思议的"记忆力"呢?目前的解释是因这类合金具有马氏体相变(martensitic transformation)。凡是具有马氏体相变的合金,将它加热到相变温度时,就能从马氏体结构转变为奥氏体结构,完全恢复原来的形状。镍钛形状记忆合金在一定范围内发生塑性变形后,经过加热到某一温度之上,能够恢复变形,其实质也是热弹性马氏体相变。镍钛合金的低温相为马氏体,柔软且易变形,镍钛合金的高温相为奥氏体(母相),比较硬。冷却过程中,母相会转变为孪晶马氏体,该马氏体在外应力下容易变形成某一特定形状;加热时,已发生形变的马氏体会回到原来的奥氏体状态,这就是宏观的形状记忆现象。

马氏体相变最初是在钢(中、高碳钢)中发现的,将钢加热到一定温度(形成奥氏体)后经迅速冷却(淬火),会得到能使钢变硬的一种淬火组织。1895年法国人奥斯蒙(F.Osmond)为纪念德国冶金学家马滕斯(A.Martens),把这种组织命名为马氏体(Martensite)。人们最早只把钢中由奥氏体转变为马氏体的相变称为马氏体相变。20世纪以来,对钢中马氏体相变的特征累积了较多的知识,又相继发现在某些纯金属和合金中也具有马氏体相变,如Ce、Co、Hf、Hg、La、Li、Ti、Tl、Pu、V、Zr和Ag-Cd、Ag-Zn、Au-Cd、Au-Mn、Cu-Al、Cu-Sn、Cu-Zn、In-Tl、Ti-Ni等。目前广泛地把基本特征属马氏体相变型的相变产物统称为马氏体。

最早研究成功的形状记忆合金是NiTi合金(NiTinol)。大部分用于正畸丝的记忆合金主要为以镍钛为基质的合金丝,某些金属元素与Ni、Ti结合也具有"形状记忆"的能力,如铜基形状记忆合金(如Cu-Zn-Al和Cu-Al-Ni),铁基形状记忆合金。商业上所谓的铜镍钛只是个噱头,其本质仍然是有形状记忆的镍钛合金。

5. 相变温度

引发马氏体开始相变的温度称为相变温度,严格讲相变温度不是一个点,而是一个区间,称为相变温度范围(transformation temperature range,TTR)。马氏体与奥氏体之间的相变,是形状记忆合金的重要特征。奥氏体是相对规则的金相结构,马氏体的金属相较无序,引发两种金相结构之间相互转化可以是应力或者温度,从马氏体转化成奥氏体时的应力或者温度与从奥氏体转化成马氏体时并不相同,应力或温度之间的差异称为滞后(hysteresis)。一般临床利用镍钛丝记忆效应时,都需要在口腔温度下完成向奥氏体的转变。

从镍钛丝被发明起,相变就是弓丝客观存在的性质之一。但由于工艺、材质等因素,相度温度的高低差异非常的大,有的可以高达几百摄氏度。因此对于正畸临床来说,并不是所有镍钛丝的相变温度都具有临床可操控性,例如低于冰点或者高于口腔温度过多都是临床不容易实现的。这种在临床不能实现相变温度的镍钛丝,只能利用其拟弹性或超弹性,但不具备记忆性。如果需要利用镍钛丝的记忆性,其相变温度首先应当在临床可操控的范围之内。

90年代后,许多大型正畸材料公司相继推出相变温度可以临床控制的弓丝,称为热激活型镍钛丝,这种弓丝在低温下柔软,有利于临床操作,温度升高时,恢复原有形状,应力增加,产生矫治力。镍钛丝的相变温度可以有多种不同的设计,以Ormco为例,有17℃、22℃、35℃、40℃等不同相变温度的种类,我们将在后面讨论如何选择这些型号。

6. 弓丝的弯制性能

具有记忆特性的镍钛矫正弓丝出厂时其被制作成了一定的形状。在低温下加载形变,一旦受热就会恢复到原来形状。但形状记忆合金在有些情况下也可以发生永久性变形,这种永久性变形一般情况下应当避免,但有时候也可以被利用。

两种方式可以让镍钛丝产生永久性形变:加载过大的应力和弓丝的热处理。通过较大的加载力使镍钛丝产生永久性变形,需要的时间比较长,也比较费力。在加载外力的情况下,通过瞬间加热处理使镍钛丝重新定形的方法则相对简单、省时,更适合临床使用。

在镍钛丝受到约束(如受力)时,一般情况下,当受到比Af点(Af表示加热时马氏体相转变的终了温度)高60℃以上的温度时则形变产生的应力超过丝材本身的屈服应力,与形变过大时的情况一样,合金形状记忆特性被部分影响,弓丝将产生永久性变形。这种过程一般需要有特殊的热处理仪来完成,利用这种仪器,我们可以在镍钛丝上进行曲的弯制。

7. 耐腐蚀及生物相容性

任何合金都存在不同金属间电位差的问题,都会有电化学腐蚀的可能。腐蚀的过程有快有慢。腐蚀会导致金属离子进入周围机体组织,影响细胞内的生物化学反应。同时腐蚀产物和腐蚀电流会刺激组织,影响机体的新陈代谢。如果腐蚀产物中含有毒性离子,问题会更严重。金属材料的抗蚀性及其合金组成是决定其生物相容性的两大因素。一般来说,镍钛合金材料中,镍(Ni)元素具有一定的生物毒性,而且有许多人对这种毒素过敏。因此,耐腐蚀性越好的弓丝,其生物毒性或引起过敏的可能性也越小。

镍钛合金的生物相容性和腐蚀行为与其表面状态密切相关。一般情况下,镍钛合金因钝化表面有一层氧化膜,这层氧化膜有助于使镍钛合金在生理环境下保持相对惰性。但据报道,镍钛合金表面因钝化自然形成的氧化膜并非很理想,这层氧化膜容易发生变形和脱落。通过不同的表面处理可以改变这一氧化层的厚度、形貌和化学组成,从而进一步增强其钝性。但这种处理对植入型的镍钛材料可能更有意义,口腔镍钛丝由于是体表接触,因此并不是一个重要的考虑因素。

8. 弓丝的摩擦力

弓丝的摩擦力也因为弓丝的性质、生产工艺有很大的差异,一般而言,不锈钢丝具有最小的摩擦力,β钛合金丝和镍钛合金丝有较大的摩擦力。摩擦力是影响正畸临床治疗的重要因素,虽然影响的机制目前还没有定论,但临床上还是希望使用摩擦力最小的弓丝。有许多表面处理工艺可以用来降低摩擦力,例如电化学抛光、表面镀层、机械抛光等。

三、不同材质的弓丝的选择

常用的正畸弓丝根据材料可以分为不锈钢(stainless steel,SS)弓丝,钴铬镍合金(cobalt-chromium-nickel)丝,β钛合金(beta-titanium,β-Ti)丝,镍钛合金(Nickel-Titanium,NiTi)丝。另外还有金合金丝,由于其成本高昂,用量很少,不在本文讨论之中。

1. 不锈钢弓丝

是正畸临床中使用最多的弓丝之一,其优点是有较好的弯制性能、耐腐蚀、价格便宜。其原材料大部分为符合美国钢铁协会(AISI)规定的302和304奥氏体不锈钢。它们一般都被称为18-8 SS,因为两者原料中的铬和镍大约各为18%和8%。也有用17-7 SS,其性质相与18-8 SS相似。

不锈钢弓丝具有较大的弹性模量,其大小受多种因素影响,如合金的组成、拉伸工艺、热处理等等。弹性模量显著下降是较为困难的。不锈钢弓丝的屈服力变化较弹性模量大,通过热处理可以增大屈服力,同时还可以消除弓丝残余应力,增大弹性模量。残余应力的消除可以减少弓丝在临床使用过程中折断的可能性。热处理的温度及时间有严格的要求,具体可以参考厂家的说明,过度的热处理会破坏金属内晶体的结构,弓丝变软。临床常用的热处理方式是利用点焊机的加热功能,通过电流进行有控的加热。

并不是所有的不锈钢弓丝都需要热处理,对弹性模量大或金属晶体结构易改变的弓丝,一般不主张再进行热处理。

2. 钴铬镍合金

钴铬镍合金是一种外观、性质和不锈钢丝非常相似的弓丝,但其组成与不锈钢丝有本质不同,并且有非常独特的热处理特性。最典型的弓丝是Elgiloy(RMO公司生产),它含有40%钴、20%铬、15%镍、15.8%铁、7%钼等元素,其性质与义齿生产材料相似。

Elgiloy根据回火形式有四种不同的种类:柔软、有延展性的、半弹性、弹性,分别用四种不同的颜色标出。柔软型Elgiloy为蓝色,是最常用的一种弓丝,因为它易于弯制成形,热处理后可以增加屈服力和弹性,有报告称屈服力的增加可以达到20%~30%,从830~1000MPa增加到1100~1400MPa;弹性模量从160~190GPa增加到180~210GPa。其他三种Elgiloy弓丝由于价格较贵,成形性差,没有蓝色的应用广泛。蓝色Elgiloy的力学特点总体上和不锈钢丝弓丝非常相似。

3. β钛丝

也称为TMA,最早由Ormco公司推出,其金属组成中含有77.8%的钛及11.3%钼,钼的存在改变了金相结构,使其具有良好的弯制性能,并能保持永久的形变。锌和锡的加入又增加了材料的强度。TMA大约只有不锈钢一半的弹性模量,屈服力大约只有690~970MPa。可以说TMA是一种介于不锈钢丝与镍钛合金丝性能之间的一种弓丝,能产生适中的矫治力,具有可弯制性,可以在一根弓丝上同时进行整平、旋转、关间隙等多种移动。

TMA最值得一提的是其可焊接性,可以和不锈钢、钴铬合金等多种材料进行焊接。一般不主张对 TMA 进行热处理。TMA 表面较粗糙,摩擦力较大,有厂家使用离子植入的技术来降低其表面摩擦力。

4. 镍钛丝

是目前研究发展最热的弓丝材料。镍钛丝一般被总称为 Nitinol,这个词从美国海军军需实验室(Nickel Titianium Nany Ordance Laboratory)的名称衍生而来,也是镍钛丝最早发明的地方。镍钛丝中镍和钛的合量几乎是对半的,不同的配方、工艺略有差别。镍钛丝最重要的力学特点为超弹性和形状记忆效应。根据镍钛丝在正畸中的发展可以分为四个阶段。

第一代的镍钛丝,也称为 Nitinol,不具有超弹性。但其弹性模量较不锈钢丝低,相同尺寸的情况下,只有不锈钢丝的五分之一或 TMA 的二分之一,但其应力应变依然接近直线。

第二代的镍钛丝一般称为中国镍钛,应力应变曲线为非线性的双模曲线,加载和卸载分别有不同的曲线,但其卸载初始力值的大小取决于加载的强度,加载越大,卸载初始力值也越大。这种现象也称为拟弹性,也属于超弹性的一种。对于拟弹性的弓丝,在使用时需要注意加载幅度与卸载应力的关系,如果牙齿移位较大时,就不能选择一次性将弓丝入槽,否则会产生过大的矫治力。

第三代镍钛丝是以日本镍钛丝为代表,是真正的超弹性镍钛丝。在加载超过一定形变后,应力并不随着形变的增加而增加,卸载时应力在另一个平台上保持相对的稳定,这种双平台、双模的应力应变曲线称为超弹性效应。选择这类镍钛丝时只需要注意其卸载应力的大小,对于移位较重的牙齿,可以选择一次结扎入槽。如果能选择滞后较小的弓丝,临床结扎操作也会变得容易。

热处理过程是镍钛丝产生应力的另一个重要环节,根据热处理的时间不同,可以产生不同的应力,也可以利用热处理的特点,对镍钛丝进行弯制后的再定型,这需要使用专门为弯制镍钛丝设计的热处理仪器。以 GAC 公司的镍钛弓丝为例,一般热处理的温度在 500℃,当温度超过 600℃时,弓丝将失去超弹性。这种热力学性质也存在于第二代镍钛丝中,但在第一代镍钛丝没有。

第四代的镍钛丝是具有温度引导相变性质,也称为热激活镍钛(Heat activated NiTi)。其应力应变曲线与第三代镍钛丝相似,只是相变过程不但受应力的影响,同时也可以由临床改变温度来完成。温度引导相变本是镍钛材料的一个固有的特性,只不过第三代以前的镍钛丝其相变温度往往很高,是不可能临床实现的,因此这个特性也不能被临床使用。最有特点是 Ormco 公司的热激活铜镍钛,分别具有不同的相变温度,如 27℃、35℃、40℃。不同的相变温度在口腔内产生的力学效果是不相同的,27℃相变的镍钛丝放入口腔内的同时就产生相变,而且一直维持在相变后的状态,其作用类似第三代镍钛丝,40℃相变弓丝只有在口腔接触热水或食物的时候才可能有相变,而且是较短暂的作用,因为对牙齿有间歇加力的效果。因此在临床选择何种热激活镍钛丝,也需要根据实际情况来定。通常对复杂拥挤的排齐,还是主张使用相变温度低于体温的镍钛丝,利用其相变之前的弓丝的柔软,很轻松的结扎入槽,在口腔温度的作用下,相变后的镍钛丝产生合适的矫治力;对于一些单个离牙弓较远的牙齿,如阻生牙开窗后,可以考虑使用高于体温相变的镍钛丝,对其产生间歇加力的效果,更有利于保护牙根及牙周的健康。

除了从力学性质上来选择镍钛丝,摩擦力也是一个重要因素。由于工艺的问题,镍钛丝固有的摩擦力较大,生产厂家采用的各种办法在不影响其力学性质的情况下进行抛光,这也是一个重要的卖点。

总　　结

弓丝的选择是一个对矫治理念、矫治力、矫治步骤综合考虑的结果。迄今为止,所谓"最合适的矫治力"还没有定论,持续力与间歇力之间也没有明确的优劣之分,正畸力更多时候是一个经验性的选择。"持续轻力"目前还是一个广泛接受、相对安全的理论。四代镍钛丝今天均在临床使用,没有研究表明超弹性镍钛丝或热激活镍钛丝更比非超弹性镍钛丝产生更合适的矫治力。此外,弓丝产生矫治力的大小,与矫治器也密切相关,托槽的宽窄,结扎与自锁都会对弓丝力量的表达产生很大的影响。并不是越贵的弓丝就越好,在常规正畸治疗中,第二代或第三代的镍钛丝足够满足临床需要,但从综合成本考虑,弓丝的某些特性的利用可以更方便临床的工作。因此,弓丝选择是需要临床医师在熟悉各种弓丝理化特性的基础上,综合的考虑矫治需要的力与方向,最终选择出最高效率弓丝的一个过程。

(刘　怡)

第二章

临床固定矫治常用的工具

临床正畸治疗,尤其固定矫治时常用到以下的弯制和操作工具。

1. 方丝弓成形器（Arch Former）

用于 0.016、0.017、0.018、0.019 和 0.022 英寸方丝的弓形弯制。

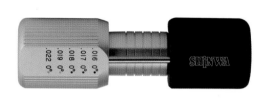

①扫描二维码
②下载 APP
③注册登录
④观看视频

视频 1　用方丝弓成形器弯制方丝弓形

2. 细丝弯制钳（带切断）（Light Wire Plier with Cutter）

也称细丝钳，在固定矫治技术中最为常用。其钳喙细长，一方一圆，方头为 1mm 正方形，圆头直径为 1mm，用于弯制不同弧度的精细弯曲，如各类弓丝及弹簧曲。钳喙中部设计有硬而锋利的刃口，用于切断多余的弓丝。此钳一般用于弯制直径在 0.5mm 以内的弓丝。弓丝弯制要距钳喙端 1mm 处弯制，以免钢丝滑脱。

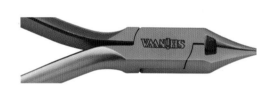

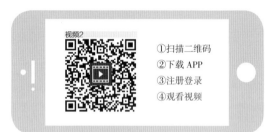

①扫描二维码
②下载 APP
③注册登录
④观看视频

视频 2　用细丝弯制钳（带切断）在圆丝上弯制各种常用曲

3. 细丝鸟嘴钳（Bird Beak Plier）

也称短头细丝钳，在固定矫治技术中最为常用。其钳喙短粗，一方一圆，方头为 1mm 正方形，圆头直径为 1mm，用于弯制不同弧度的精细弯曲，如各类弓丝及弹簧曲。此钳还可用于各种卡环的弯制及调整。

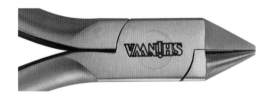

4. Tweed 弯曲梯形钳（Tweed Loop Forming Plier）

钳喙一端为圆形阶梯形设计，其喙端圆头直径为 1mm。另一端为内表面有凹形槽的圆喙，其喙端宽为 2mm。常用于弯制各类固定直径的圈形曲，主要用于弯制弓丝小曲，临床常用曲均可弯制，如欧米茄曲（Ω loop）、闭合曲和牵引钩曲（鞋拔曲 Shoehorn Loop）、MEAW 曲。弯制弓丝直径不超过 0.022 英寸。

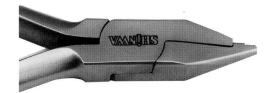

①扫描二维码
②下载 APP
③注册登录
④观看视频

①扫描二维码
②下载 APP
③注册登录
④观看视频

视频 3（1） 用 Tweed 弯曲梯形钳在方丝上弯制各种常用曲

视频 3（2） 用 Tweed 弯曲梯形钳（又称日月钳）和转矩钳在方丝上弯制各种常用曲

5. Kim 钳（Kim Plier）

主要用于 MEAW 曲的弯制。

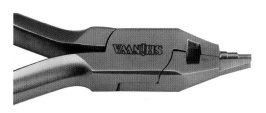

①扫描二维码
②下载 APP
③注册登录
④观看视频

视频 4 用 Kim 钳弯制 MEAW 曲

6. 转矩成形钳（Tweed Arch Bending Plier）

也称方丝转矩钳，简称转矩钳。钳喙宽度为 1~1.3mm，可用于各种正畸圆丝的弓形弯制、第一序列弯曲等各种曲的弯制及调整和检查。当钳喙夹紧时，喙后部可见少许空隙，目的是为当夹紧弓丝时，喙缘及后部均可平行，便于弯制及检查转矩角。在方丝上可用一把或两把转矩钳进行转矩的弯制。

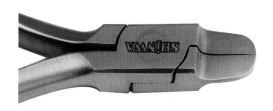

①扫描二维码
②下载 APP
③注册登录
④观看视频

视频 5 用转矩成形钳和末端回弯钳在弓形上加转矩和消转矩

7. 弓丝成形钳（Arch Forming Plier）

也称大半圆钳,常用于弯制弓形和调节弓丝、卡环的弧度,弯制弓丝直径一般不超过1.0mm。

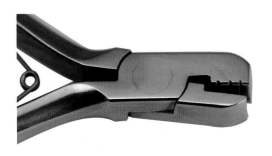

①扫描二维码
②下载 APP
③注册登录
④观看视频

视频 6　用弓丝成形钳进行摇椅弓和弓形的弯制及调整

8. 霍氏钳（How Plier）

用于弯制多用途唇弓和持握弓丝、末端回弯等,是一把用途广泛的多用途钳。

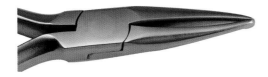

9. 末端回弯多用途钳（Weingart Utility Plier）

钳喙细长,用于末端回弯及弓丝取出和放置等,是一把用途广泛的多用途钳。

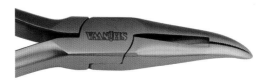

10. 末端切断钳（Safety Hold Distal End Cutter）

用于在口内切断过长的弓丝末端,而且在切断后弓丝不会弹向口腔黏膜,而被留在钳喙上。

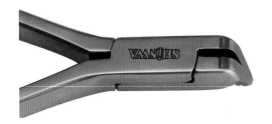

①扫描二维码
②下载 APP
③注册登录
④观看视频

视频 7　用末端切断钳、末端回弯钳和 NiTi 丝终端弯制钳在 Typodont 模拟𬌗架上进行 NiTi 的末端切断及水平向末端回弯钳

11. 结扎丝切断钳（Pin and Ligature Cutter）

主要用于切断直径不超过 0.015 英寸的结扎丝。钳柄设计有弹簧片，可使操作更加方便。

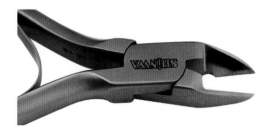

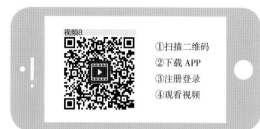

视频 8　用结扎丝切断钳拆除仿头模上颌前牙 2—2 的 8 字结扎丝

12. 末端回弯钳（Cinch Back Plier）

用于末端回弯及弓丝取出和放置等。舌侧正畸最为常用。是一把用途广泛的多用途钳。

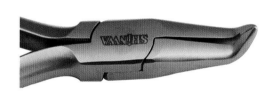

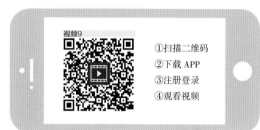

视频 9　使用末端回弯钳和结扎丝钳在仿头模上进行上颌前牙 2—2 的 8 字结扎

13. 结扎丝钳（Ligature Tying Plier）

用于各种托槽的结扎及后倾结扎固定，相对于持针器而言，结扎钳可以紧密结扎，固定效果好。可以充分发挥托槽设计的效果。

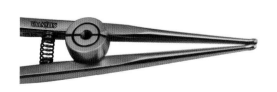

视频 10　用笔式结扎器在仿头模上进行结扎和用结扎丝切断钳剪断结扎丝的末端

14. 去托槽钳（Bonding Bracket Remover）

用于去除各种粘接在牙面的托槽，可以避免过多的釉质损伤。分为前牙去托槽钳和后牙去托槽钳。

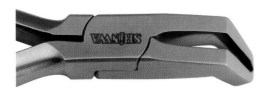

15. 带环去除钳（Posterior Band Removing Plier）

分为后牙带环去除钳和前牙带环去除钳。可方便地取下前后牙的带环。前牙带环去除钳临床很少使用。

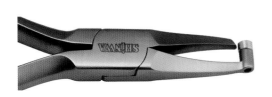

视频 11 用带环去除钳和去托槽钳在模型上进行去除带环和前牙托槽的演示

16. 牵引钩钳（Crimpable Archwire Hook Plier）

用于将成品牵引钩固定在弓丝上。

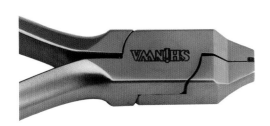

视频 12 用牵引钩钳（四点式）、转矩钳和末端回弯钳在方丝弓形上固定和移动游离牵引钩

17. 分牙圈钳（Elastic Plier）

用于放置分牙橡皮圈。

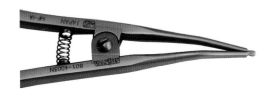

视频 13 用分牙圈钳使用分牙橡皮圈在仿头模上进行下颌磨牙间隙的分牙演示

18. 三喙钳（Three Jaw Wire Bending Plier）

用于弯制成形的弓丝或作用曲的精细调整。

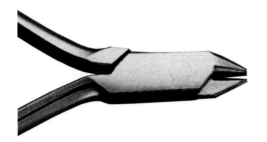

视频14 ①扫描二维码 ②下载 APP ③注册登录 ④观看视频

视频 14 用双转矩 NiTi 丝弯制钳套装在 NiTi 丝上弯制后倾弯、内收或外展弯及个别牙转矩

（赵　弘）

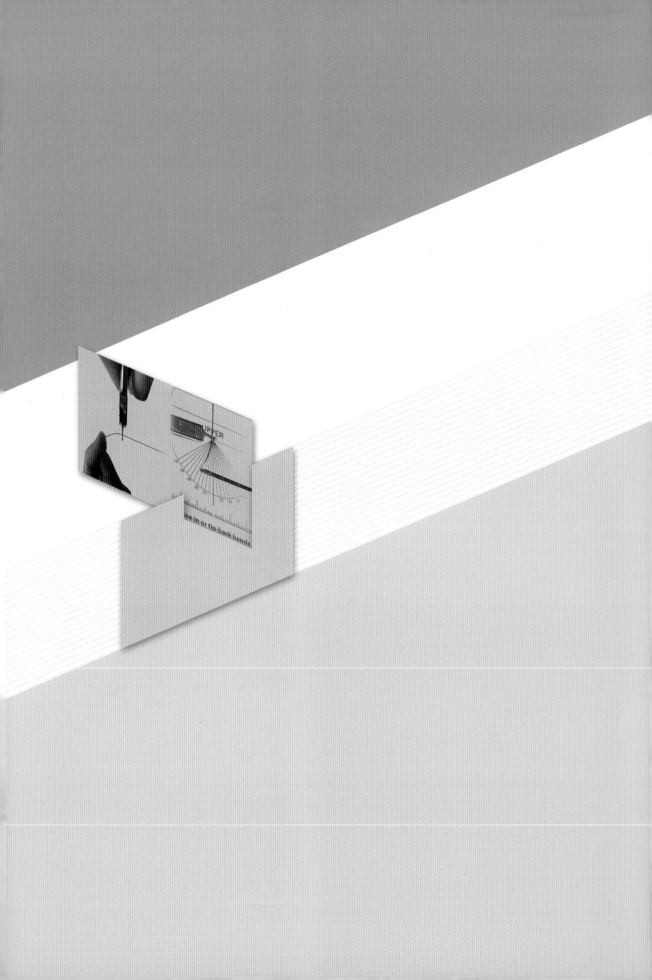

第三章

弓丝弯制的基本技能

方丝弓矫治技术中,弓丝弯制是一项重要的技能培训,弓丝弯制的好坏直接关系到矫治的成功与否。弓丝弯制主要由两部分组成,一部分是基本姿势、手法、指法、目测和基本操作训练;另一部分是弓形的制作,包括圆丝弓形、方丝弓形及各种曲的弯制。

一、PD 操作的指位及弓丝弯制方向的数字化

应用 PD 理念中,对人体部位、手指及指节的数字表述进行数字化教学训练。将动作及手法进行量化,使学习者获得统一的体位、握钳和弯制手法。通过现场互动使学习者掌握基本弯制的数字化表达技巧。

(一) PD 操作的指位

手指的基本点用 3 位数字表示,数字前加 mi(图 3-1-1~ 图 3-1-3)。百位数代表指位,按顺序从右手拇指开始为 1,左手拇指为 6;左手小指和无名指因很少使用,使其与右手的 4 和 5 手指重叠。十位数代表指面,0 为手指的指端(指端 0 的范围是用直尺指面对着手指长轴成 45° 角时,与手指各面的接触部分),1 为手心,2 为手背,3 为桡侧(拇指侧),4 为尺侧(小指侧)。个位数代表指节分区,即将指节三等分用两条线分界(指关节线除外)。

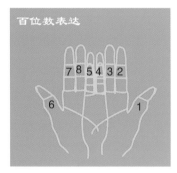

图 3-1-1 百位数代表指位

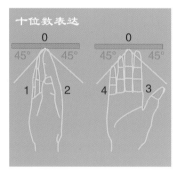

图 3-1-2 十位数代表指面

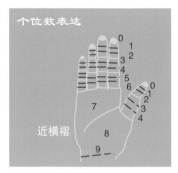

图 3-1-3 个位数代表指节分区

(二) PD 法弓丝弯制方向的数字化

端坐挺胸(腰背挺直,不要靠背),双手置于胸前,弓丝弯制中心应距眼睛有一尺(约 33 厘米)的安全距离(能看到手指的指纹最清楚的距离),前臂与视线约成 90° 角。闭眼想象 3 个轴的位置。上下为 Z 轴,左右为 X 轴,前后为 Y 轴。

(三) 根据 PD 理论对弯制方向进行设定

X+ 为向右运动,X– 为向左运动;Y+ 为向前运动,Y– 为向后运动;Z+ 为向上运动,Z– 为向下运动(PD 理论中 X+1 代表由工作中心向右运动 1mm,弓丝弯制训练中的 X+1 代表由弯制中心向右运动 1cm)(图 3-1-4~ 图 3-1-5)。

(四) 根据 PD 理论对前臂及腕部的轴向运动进行设定

前臂 - 手腕的轴向转动位用 mi5 ± 0、mi5+1、mi5–1、mi5–2、mi5–3 表示(图 3-1-6)。mi5 ± 0 代表手掌与地面垂直,这是手腕的基本位置;mi5+1 代表掌面外旋 0°~45°;mi5–1 代表掌面内旋 0°~30°;mi5–2 代表掌面内旋 30°~60°;mi5–3 代表掌面内旋 60°~90°。

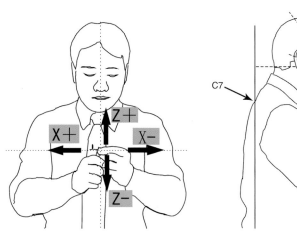
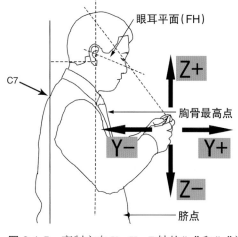

图 3-1-4 弯制方向 X、Y、Z 轴的"+"和"−"设定(正面观)

图 3-1-5 弯制方向 X、Y、Z 轴的"+"和"−"设定(侧面观)

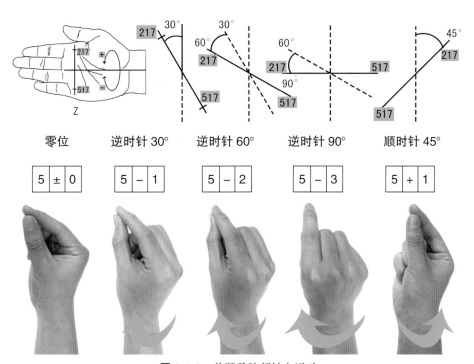

图 3-1-6 前臂及腕部轴向运动

(五)PD 操作时手指用力方向的分类与表达

在 PD 位操作时,手指的基本用力方向可分为以下四种(图 3-1-7~ 图 3-1-9):

(1) mi 0+1:用力方向为后方或后下方,这是右手示指指端掌侧(mi 210)用力时的最佳方向。

(2) mi 0+2:用力方向为前方,这是右手拇指指端掌侧(mi 110)用力时的最佳方向。

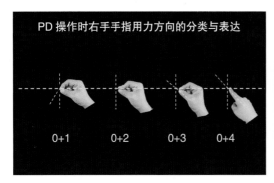

图 3-1-7 右手手指用力方向

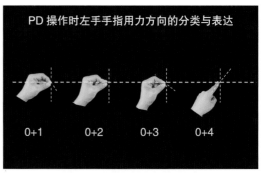

图 3-1-8 左手手指用力方向

（3）mi 0+3：用力方向为左后方，这是 mi 210 与 mi 110 共同捏持器械时的最佳方向。

（4）mi 0+4：用力方向为左前方，这是 mi 418 顶住挺子柄的末端用力时的最佳方向。

注意：左手在弯制弓丝时，将左手示指指端掌侧（mi 710）用力时的最佳方向，左手拇指端掌侧（mi 610 或 640）用力时的最佳方向及示指 mi 710 与拇指 mi 610 或 640

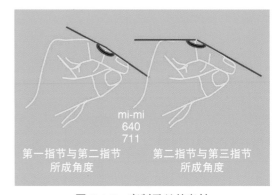

图 3-1-9 弯制弓丝的奥妙

共同捏持弓丝时的最佳方向，让三者之间最佳受力方向对弓丝进行弯制，达到临床中各种弓丝弯制目的。这就是弓丝弯制的奥妙所在。

二、PD 操作时弓丝弯制训练中的基本姿势与手法

基本姿势是使抗重力肌保持稳定和平衡的姿势，是由人体生理学、解剖学所决定的（包括骨骼的支撑和肌肉的拉伸）。下面将用人体工程学概念探讨体位、姿势、手法及指法。

（一）上半身基本姿势与正畸钳的持握

端坐挺胸，双手置于胸前，弯制弓丝应距眼睛有一尺（约 33 厘米）的安全距离（可看到示指指纹最清楚的距离），前臂与视线约成 90°角。右手握钳，力量适中（图 3-1-7，图 3-1-8），左手弯制注意确保弓丝在同一平面上（图 3-2-1~ 图 3-2-3）。

（二）右手 PD 法握钳及握力测量

0.016 英寸 TOMY 不锈钢圆丝 2cm 处测试钳子夹持及固定弓丝需要的力量。

判断需要力量的标准是：夹持力必须是能抵抗弓丝非形变力的力量，即弓丝不会在钳喙间滑动、移位。测试时，用转矩钳夹持在 0.016 英寸 TOMY 不锈钢圆丝 2cm 处，弓丝一侧变形在 20°角之内时弓丝不会形变，如果夹持钳子的另一侧弓丝发生移动，说明夹持力不够（图 3-2-4~ 图 3-2-6）。

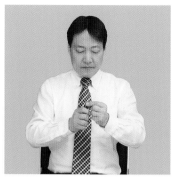

图 3-2-1 正确的姿势（正面观）

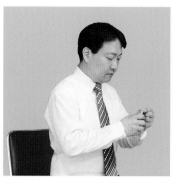

图 3-2-2 正确的姿势（45°角观）

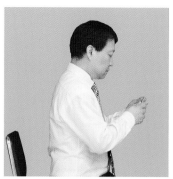

图 3-2-3 正确的姿势（侧面观）

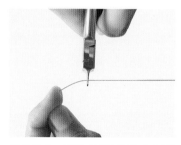

图 3-2-4 弓丝在 20°角以内上下运动

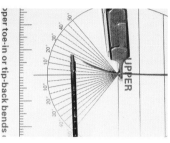

图 3-2-5 约 50g 力量使弓丝形变 20°角

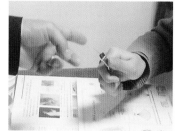

图 3-2-6 操作者训练中

训练中用转矩钳在距 0.016 英寸 TOMY 不锈钢圆丝末端 2cm 处夹住，再用手沿钳喙开口方向上下运动范围不超过 1cm，检查对侧丝是否被加紧不动。

（三）正畸钳基本持握方法

右手握钳一般起着固定弓丝作用，左手可控制弓丝弯制方向。弯制时要协调并随时改变支点位置（图 3-2-7~ 图 3-2-9）。

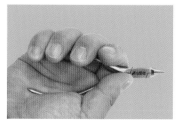

图 3-2-7 右手握钳的基本姿势

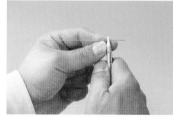

图 3-2-8 左手拇指握钳固定弓丝，左手弯制弓丝

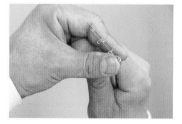

图 3-2-9 弯制时注意左手的协调和配合

（四）不良的握钳方法及方向

不良的握钳方法及方向将会影响左右手运动协调（图 3-2-10，图 3-2-11）。

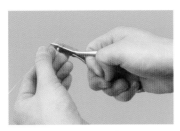 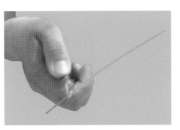

图 3-2-10　不良的握钳方法　　　图 3-2-11　不良的握钳方向

（五）左右手关系及基本指位角度

根据力学原理，直角 90° 设计最稳定，可承受的力量也最大，左右手工作点的位置关系应在约 90° 角下进行弓丝弯制，则可最大程度达到精准目的。

左手示指第一指节和第二指节之间的角度约为 180°，第二指节和第三指节之间的角度约为 150°。通常将弓丝放在 630 与 711 之间进行弯制，有时也用左手拇指 640、600、630、621 等或左手示指 711、731 等单独弯制（图 3-2-12～图 3-2-14）。

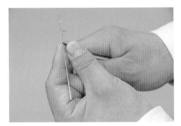 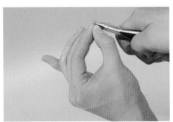 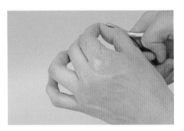

图 3-2-12　左右手指法（正确）　　图 3-2-13　左手指法（错误）　　图 3-2-14　左手指法（错误）
左手示指第一指节和第二指节夹
角约为 180°，第二指节和第三指
节夹角约为 150°

三、制作圆形弓丝的唇侧标准弓形

用 0.016 英寸不锈钢圆丝弯制弓形如下（图 3-3-1～图 3-3-6）：

将 35cm 长的不锈钢圆丝截成 12cm 长弓丝，用转矩成形钳或细丝钳夹持在距弓丝右侧 2cm 处（钳喙部前 1/3 处夹紧，弓丝与钳喙垂直）。右手握钳放在前胸右侧，弓丝与地面约成 45° 角。左手示指 731 放在距钳喙 1cm 处，让左手示指 731 沿弓丝反

①扫描二维码
②下载 APP
③注册登录
④观看视频

视频 15　制作圆形弓丝的唇侧标准弓形

复做上滑练习并体会，然后再用左手拇指 640 压住指 711 使弓丝通过 731 让弓丝变形到 90° 角。沿弓丝方向上滑到尖牙处时，需用力夹紧然后逐渐放松直至上滑 7cm 停止即可形成弓形（上滑时不能让弓丝发生过大形变，要充分感受左右手运动是否协调），沿弓丝方

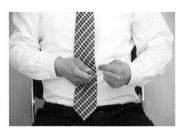

图 3-3-1　让左手示指 731 距钳喙 1cm

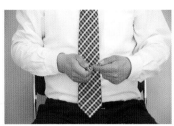

图 3-3-2　弓丝以左手示指 731 为支点，拇指 640 压住示指 711 使其变形约 90°角

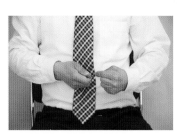

图 3-3-3　沿弓丝方向上滑，到尖牙处时需瞬间用力夹紧

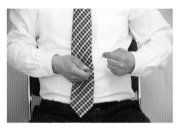

图 3-3-4　边滑边放松，直至上滑 7cm 处停止滑动

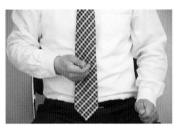

图 3-3-5　基本弓形完成

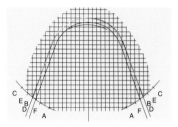

图 3-3-6　用手调整弓丝到与弓形图版相匹配

向滑动，左手拇指 640 压住示指 711 的夹持力量越大，弓形越小。操作者可根据经验控制力量的大小，以达到标准弓形的成形。

四、在标准弓形上弯制停止曲

在标准弓形上弯制停止曲操作如下（图 3-4-1~ 图 3-4-36，表 3-4-1）：

①扫描二维码
②下载 APP
③注册登录
④观看视频

视频 16　在标准弓形上弯制停止曲

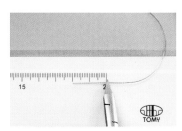

图 3-4-1　用细丝钳夹在右侧弓丝的 2cm 处

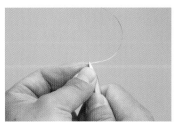

图 3-4-2　让左手示指 700—711 与钳喙垂直，700 顶住钳喙，611 放在钳喙另一侧

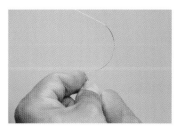

图 3-4-3　右手握钳一边旋转，左手示指 700—711 一边让弓丝上抬到 90°角

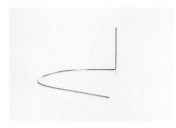

图 3-4-4 弓丝上抬 90°角

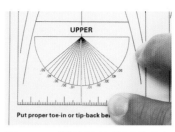

图 3-4-5 测量弓丝是否垂直上抬 90°角

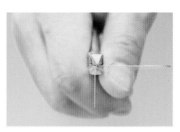

图 3-4-6 钳喙夹在距直角 1mm 处

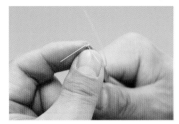

图 3-4-7 让左手示指 700—711 与钳喙垂直,700 顶住钳喙,611 放在钳喙另一侧

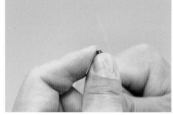

图 3-4-8 右手握钳一边旋转,左手示指 700—711 一边让弓丝上抬到 45°角

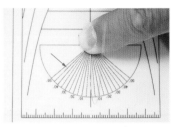

图 3-4-9 检查弓丝形成 45°角

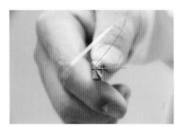

图 3-4-10 方头钳喙放到 45°角内,圆头钳喙放在上抬后的弓丝上

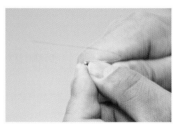

图 3-4-11 右手握钳,左手示指 700—711 放在钳喙上做支点,左手拇指 600—640 先压弓丝变形 10°~15°后,600—640 再压住钳喙部的弓丝

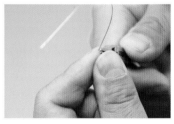

图 3-4-12 右手握钳旋转,700—711 放在钳喙上做支点,左手拇指 600—640 压住钳喙处弓丝顺时针旋转

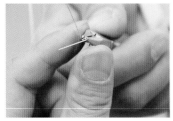

图 3-4-13 左手拇指 600—640 压住弓丝顺时针旋转至 135°角

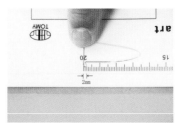

图 3-4-14 停止曲宽度为 2mm

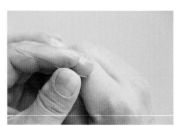

图 3-4-15 钳喙全部放入停止曲内并张开 1~2mm,左手拇指 630 压住远中弓丝

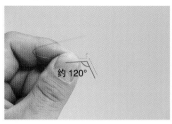

图 3-4-16 远中弓丝变形约 120° 后，观察折点是否与近中约 45° 角折点一致

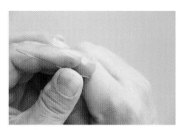

图 3-4-17 左手拇指 600 压远中弓丝，弯制末端弓丝与停止曲远中臂垂直

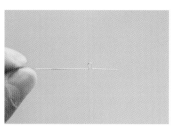

图 3-4-18 弯制完成后状态

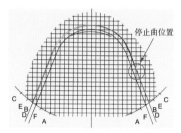

图 3-4-19 一侧停止曲弯制完成后放在弓形图版上比对

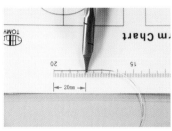

图 3-4-20 细丝钳夹在对侧弓丝并距末端 2cm 处

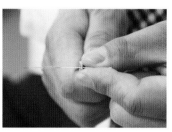

图 3-4-21 左手拇指 600 顶住一侧钳喙，711 放在钳喙的对侧

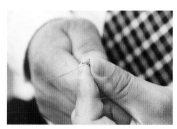

图 3-4-22 左手拇指 600 顶住钳喙向下旋转（逆时针旋转），711 放在钳喙的对侧

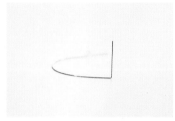

图 3-4-23 确认弓丝垂直于桌面（90° 角）

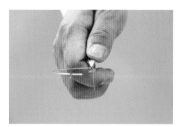

图 3-4-24 钳喙夹在距直角 1mm 处

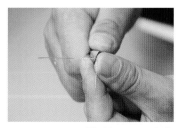

图 3-4-25 左手拇指 600 顶在直角处，711 放在钳喙另一侧

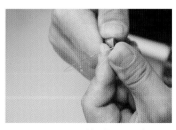

图 3-4-26 左手拇指 600 将弓丝弯制成 45° 角

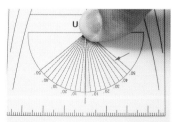

图 3-4-27 确认弓丝形成 45° 角

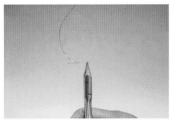

图 3-4-28 方头钳喙放到 45°角内,圆头钳喙放在上抬后的弓丝上

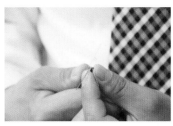

图 3-4-29 右手握钳,700—711 放在钳喙上做支点,600—640 压住弓丝

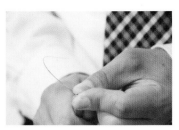

图 3-4-30 右手握钳旋转,左手示指 700—711 放在钳喙上做支点,左手拇指 600—640 压住弓丝顺时针旋转

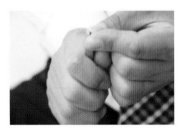

图 3-4-31 左手示指 700 压住弓丝逆时针旋转至 135°角

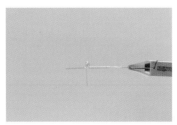

图 3-4-32 停止曲宽度为 2mm

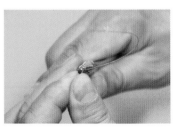

图 3-4-33 钳喙全部放入停止曲内并张开 1~2mm,左手拇指 600 压住远中弓丝

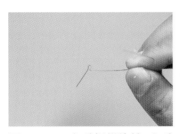

图 3-4-34 右手握钳旋转,左手示指 700—711 放在钳喙上做支点,左手拇指 600—640 压住弓丝顺时针旋转

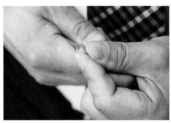

图 3-4-35 左手拇指 600 压住远中使末端弓丝与停止曲远中臂垂直

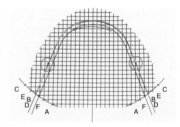

图 3-4-36 完成后状态

表 3-4-1 弓形及停止曲的弯制检测表

弓形及停止曲的弯制	0.016SS	12cm				
	第1个	第2个	第3个	第4个	第5个	第6个
标准弓形						
90°角						
45°角						
225°角						
90°角						

五、OPA-K 弓形的弯制及转矩弯制方法

（一）OPA-K 弓形的弯制（图 3-5-1~ 图 3-5-12）

视频 17　OPA-K 弓形的弯制

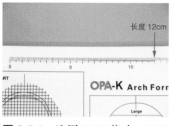

图 3-5-1　选用 0.017 英寸 ×0.025 英寸不锈钢方丝，12cm 长

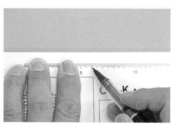

图 3-5-2　在 6cm 处做标记

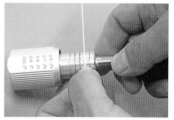

图 3-5-3　将标记处的方丝放在方丝弓成形器上

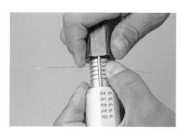

图 3-5-4　将方丝弓成形器就位

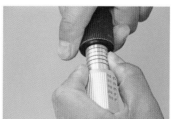

图 3-5-5　顺时针旋转 180° 角

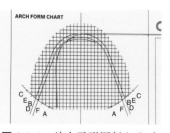

图 3-5-6　放在弓形图版上比对

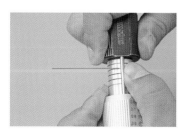

图 3-5-7　放在距中点 1~2mm 处逆时针旋转

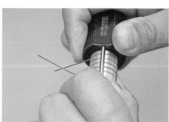

图 3-5-8　旋转至交叉 45° 角

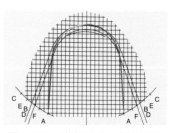

图 3-5-9　放在弓形图版上比对

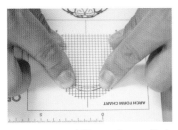

图 3-5-10 示指 211 和 711 放在两侧尖牙处,拇指 131 和 631 放在两侧弓丝末端

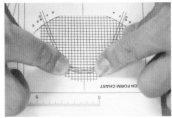

图 3-5-11 131 和 631 将弓形扩大(X+5,X−5)运动

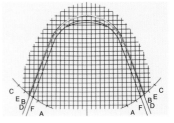

图 3-5-12 放在弓形图版上比对

(二) 前牙 25° 转矩及后牙段 0° 转矩的弯制 (图 3-5-13~ 图 3-5-24)

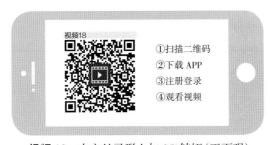

①扫描二维码
②下载 APP
③注册登录
④观看视频

视频 18 在方丝弓形上加 25° 转矩 (正面观)

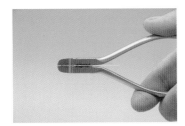

图 3-5-13 转矩钳检查前牙区转矩为 0°

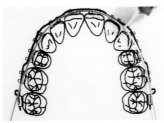

图 3-5-14 转矩钳钳喙夹在尖牙近中

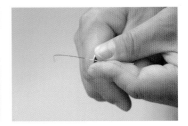

图 3-5-15 左手示指 700—711 垂直于钳喙,左手拇指 611 与钳柄接触

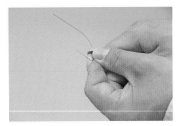

图 3-5-16 左手示指 700 顶在钳喙,711 接触弓丝后上抬 20° 角,使弓丝变形约 2°~3°

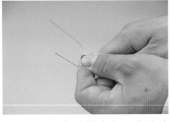

图 3-5-17 每次钳喙向近中移动约 1mm,连续上抬 10~12 次,抬到弓形中点,使弓丝抬高到 25° 角,即与钳柄平行

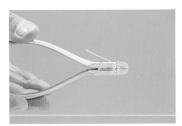

图 3-5-18 检查一侧前牙 25° 转矩

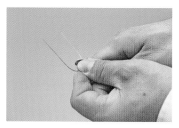

图 3-5-19　然后继续同前使转矩钳向对侧远中移动 1mm，711 上抬 20°角，同样上抬 10~12 次后可见弓形变窄，前牙段上抬

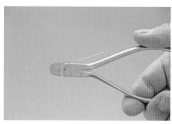

图 3-5-20　调整后弓丝两侧转矩均为 25°

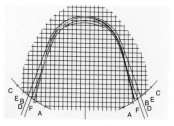

图 3-5-21　比对弓形图版可见牙弓缩窄 1~3 格，待最终调整

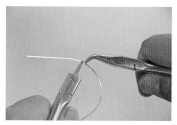

图 3-5-22　用转矩钳夹持在左侧 2 和 3 之间，用末端回弯钳的钳喙与转矩钳接触切平行，并逆时针旋转 25°角至后牙段为 0°转矩

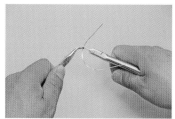

图 3-5-23　用转矩钳夹在右侧 2 和 3 之间，用同样的方法，顺时针旋转 25°角至后牙段为 0°转矩

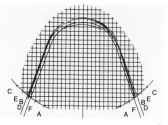

图 3-5-24　对比弓形图版，可见缩窄的弓形加宽，基本与弓形图版匹配

（三）OPA-K 弓形的制作（图 3-5-25~ 图 3-5-30）

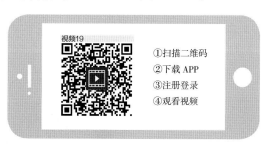

①扫描二维码
②下载 APP
③注册登录
④观看视频

视频 19　将方丝弓形后牙段恢复到 0°转矩并形成直丝弓形（正面观）

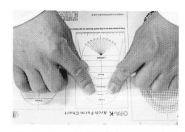

图 3-5-25　将弯制好的方丝弓形的弓丝放在 OPA-K 弓形图版上，中点对齐，示指 211 和 711 放在两侧尖牙处，拇指 131 和 631 两侧弓丝末端

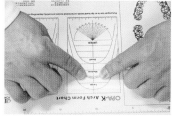

图 3-5-26　拇指 131 和 631 将弓形扩大（X+5，X–5）运动

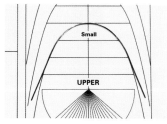

图 3-5-27　前牙区弓形匹配，后牙区外展

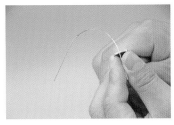

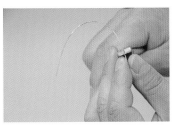

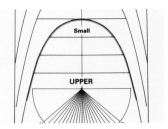

图 3-5-28　转矩钳喙夹持在后牙区近中,640 和 711 调整一侧后牙区牙弓弧度

图 3-5-29　同样的方法调整对侧牙弓弧度

图 3-5-30　调整至与弓形图版匹配

六、方丝第一、第二、第三序列弯曲的弯制

以下用 0.016 英寸 × 0.022 英寸的方丝示范弯制第一、第二、第三序列弯曲。这三个序列弯曲是按矫治牙做不同方向移动的需要而设计的。其中第三序列弯曲只在方丝上弯制,第一和第二序列弯曲在圆丝和方丝上均可以弯制。

(一) 弯制上、下颌第一序列弯曲

第一序列弯曲是在矫治弓丝上做水平向的一些弯曲,主要有两种基本型的弯曲:内收弯和外展弯。

1. 上颌第一序列弯制方法(图 3-6-1~ 图 3-6-26)　主要包括中切牙与侧切牙之间的内收弯、侧切牙与尖牙之间的外展弯和第一磨牙近中的外展弯。

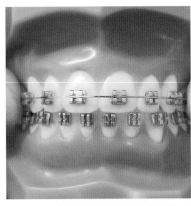

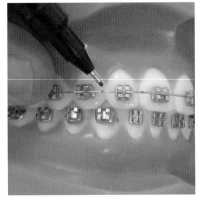

图 3-6-1　将具有基本弓形的方丝放入托槽槽沟,弓丝中点在上颌中切牙之间

图 3-6-2　在中切牙与侧切牙、侧切与尖牙之间做标记

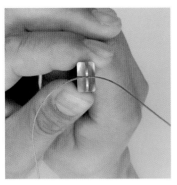

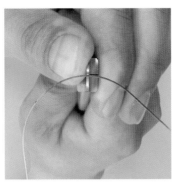

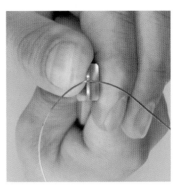

图 3-6-3 转矩成形钳夹持在中切牙和侧切牙弓形之间

图 3-6-4 左手拇指 630 从弓丝外侧压钳喙近中弓丝

图 3-6-5 将弓丝向弓形内侧弯折

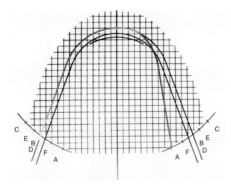

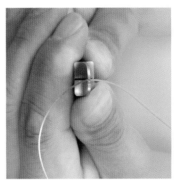

图 3-6-6 比对弓形图版,弓丝从 B(D)点弯制到 A 点

图 3-6-7 钳喙夹持在同样的位置,用左手拇指从弓丝内侧压钳喙远中弓丝

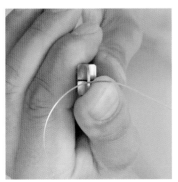

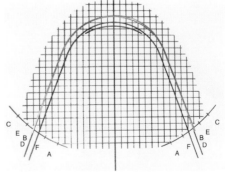

图 3-6-8 将弓丝向弓形外侧弯折

图 3-6-9 对比弓形图版,弓丝从 A 点回弯到 B(D)点,完成侧牙内收弯

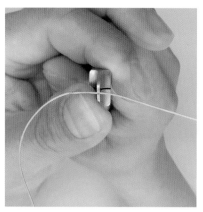
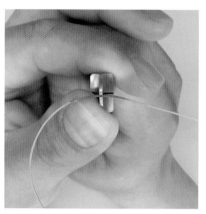

图 3-6-10 转矩成形钳夹持在侧切牙和尖牙之间,用左手拇指从弓丝内侧压钳喙近中弓丝

图 3-6-11 将弓丝向外侧弯折

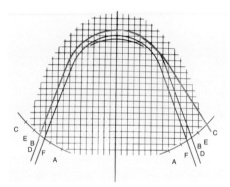
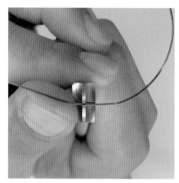

图 3-6-12 对比弓形图版,弓丝从 B(D) 点弯制到 C 点

图 3-6-13 钳夹持在同样的位置,左手拇指从弓丝外侧压钳喙远中弓丝向弓形内侧弯折

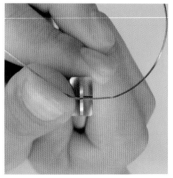
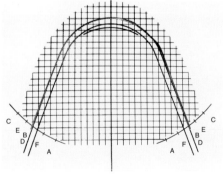

图 3-6-14 钳喙沿弓丝向远中移动,分 3 次完成向弓形内侧的弯制,每次移动一个钳喙宽度

图 3-6-15 对比弓形图版,弓丝从 C 点回弯到 B(D) 点,完成尖牙外展弯

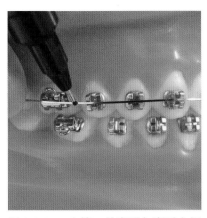

图 3-6-16 在第二前磨牙与磨牙之间做标记

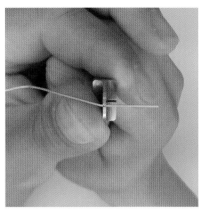

图 3-6-17 钳夹持在标记处,左手拇指从弓丝内侧推钳喙的近中弓丝向外侧弯折

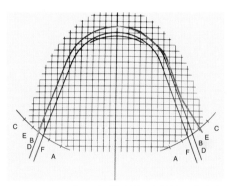

图 3-6-18 对比弓形图版,弓丝从 B(D)点弯制到 E 点

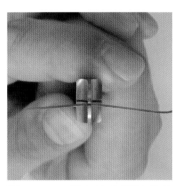

图 3-6-19 钳夹持在同样的位置,左手拇指从弓丝外侧压钳喙远中弓丝向弓形内侧弯折

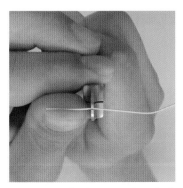

图 3-6-20 钳喙沿弓丝向远中移动一个钳喙宽度,分 2 次完成向弓丝内侧的弯制

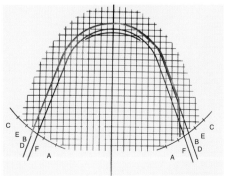

图 3-6-21 对比弓形图版,弓丝从 E 点回弯到 F 点,或与牙弓中线平行,完成磨牙外展弯

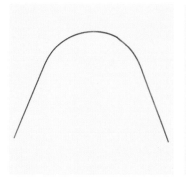

图 3-6-22 单侧切牙内收弯弯制完成

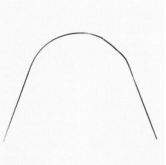

图 3-6-23 单侧切牙内收弯和尖牙外展弯弯制完成

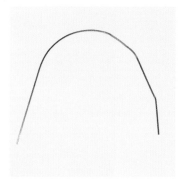

图 3-6-24 单侧第一序列弯曲弯制完成

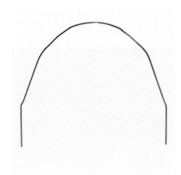

图 3-6-25 双侧第一序列弯曲弯制完成

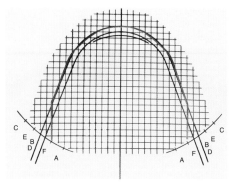

图 3-6-26 双侧弯制完成第一序列弯曲后，比对弓形图版

2. 下颌第一序列弯制方法（图 3-6-27~ 图 3-6-43） 主要包括侧切牙与尖牙之间和第一磨牙近中的外展弯。

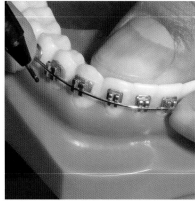

图 3-6-27 将下颌具有基本弓形的弓丝放入托槽槽沟,并在侧切牙和尖牙之间做标记

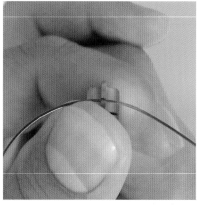

图 3-6-28 转矩成形钳夹持在标记处,与上颌尖牙外展弯一样弯制,先从弓形内侧将钳喙近中弓丝弯向外侧

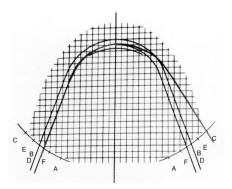 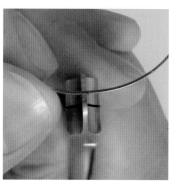

图 3-6-29 对比弓形图版,弓丝从 B(D)点 弯制到 C 点

图 3-6-30 钳夹持在同样的位 置,从弓形外侧压钳喙远中弓丝 向弓形内侧弯折

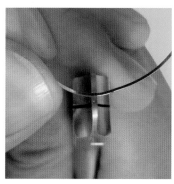 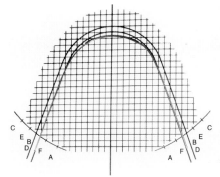

图 3-6-31 钳喙沿弓丝向远中移 动,分 3 次完成向弓形内侧的弯 制,每次移动一个钳喙宽度

图 3-6-32 比对弓形图版,弓丝从 C 点回 弯到 B(D)点,完成尖牙外展弯

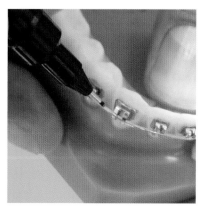 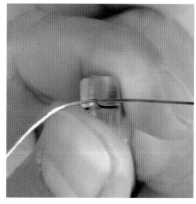

图 3-6-33 在尖牙和前磨牙之间做 标记

图 3-6-34 转矩成形钳夹持在标记 处,将钳喙近中弓丝从弓形内侧向外 侧弯折

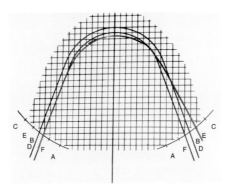

图 3-6-35　比对弓形图版,弓丝从 B(D)点弯制到 E 点

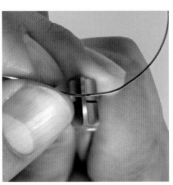

图 3-6-36　钳夹持在同样的位置,将钳喙的远中弓丝从弓形外侧向内侧弯折

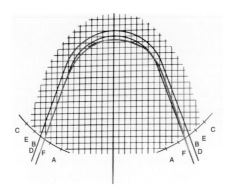

图 3-6-37　比对弓形图版,弓丝从 E 点回弯到 B(D)点

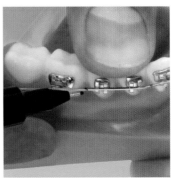

图 3-6-38　在前磨牙和磨牙之间做标记

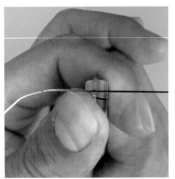

图 3-6-39　钳夹持在标记处,左手拇指将钳喙近中弓丝从弓形内侧向外侧弯折

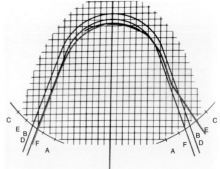

图 3-6-40　比对弓形图版,弓丝从 B(D)点弯制到 E 点

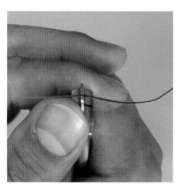

图 3-6-41 钳夹持在同样的位置,左手拇指从弓丝外侧牙钳喙远中弓丝向弓丝内侧弯折,钳喙沿弓丝向远中移动一个钳喙宽度,分 2 次完成弓形内侧的弯制

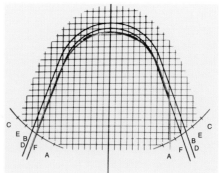

图 3-6-42 比对弓形图版,弓丝从 E 点回弯到 F 点,或与牙弓中线平行,完成磨牙外展弯

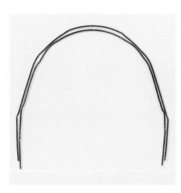

图 3-6-43 上、下颌牙弓匹配
上、下颌弓丝在上颌中切牙和下中切牙间相差约 1.0mm,上、下颌尖牙间相差约 2.0mm,上、下颌磨牙间的距离比中切牙间的距离略小,并且越向远中,上、下颌弓丝越靠近

(二) 弯制第三序列弯曲

第三序列弯曲的弯制只能在方形弓丝上完成,是方丝弓矫治器中的一个重要特征。这类弯曲是在方丝上做转矩扭转,使其产生转矩力。转矩力的应用主要为对矫治牙做控根移动,使牙根做唇(颊)、舌(腭)向的移动;同时,可在矫治拔牙病例时使牙齿尽量保持牙根平行移动。转矩可分为根舌向转矩及根唇(颊)向转矩。由于转矩力本身存在一对力偶,故根舌向转矩亦即为冠唇向转矩,而根唇(颊)向转矩亦即为冠舌向转矩。对牙齿施以根舌向转矩力时可使牙根舌向移动及牙冠唇向移动;而对牙施以根唇(颊)向转矩时,可使牙根唇(颊)向移动及牙冠舌向移动。根据正常的测量值,前牙牙冠保持一定角度唇倾,而后牙牙冠应该有一定角度舌(腭)倾,因而前牙一般加根舌向/冠唇向转矩,称为正转矩,后牙一般加根颊向/冠舌向转矩,称为负转矩。

以上颌前牙加 15°正转矩为例,弯制上颌第三序列弯曲(图 3-6-44~ 图 3-6-58)。

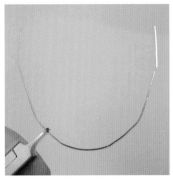

图 3-6-44 转矩钳夹持在弓形的尖牙处(与假想切线垂直)

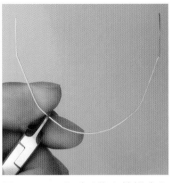

图 3-6-45 左手示指上抬钳喙左侧弓丝,力量越大,作出的转矩越大,但不能让弓丝出现硬折

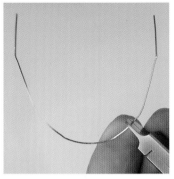

图 3-6-46 向右侧移动转矩成形钳,每次移动一个转矩钳喙的宽度(约 1~1.3mm),左手示指继续上抬弓丝,连续重复此动作到对侧弓形的尖牙处,然后调整弓形

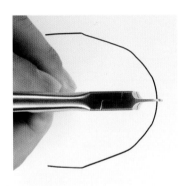

图 3-6-47 用转矩钳检查两侧弓丝是否对称一致

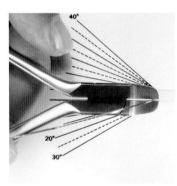

图 3-6-48 检查前牙转矩,图中为 15°转矩

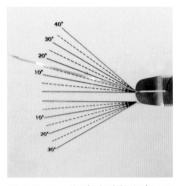

图 3-6-49 此时后牙段也有 15°转矩

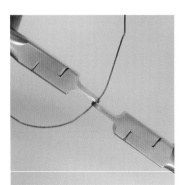

图 3-6-50 消除后牙转矩,用两把转矩钳紧贴着、相向夹持在侧切牙和尖牙之间

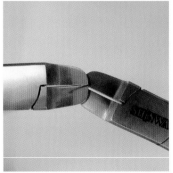

图 3-6-51 从弓丝末端方向观,近中的转矩钳(图中右侧钳)保持不动,远中的转矩钳(图中左侧钳)向骀向旋转 15°(图中逆时针旋转)

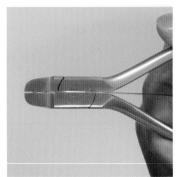

图 3-6-52 再次检查后牙区转矩为 0°

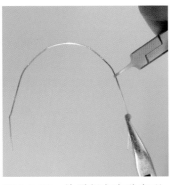
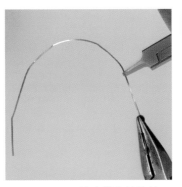
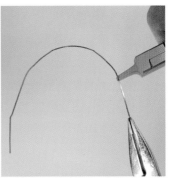

图 3-6-53 从牙龈方向殆向观，转矩成形钳夹持在一侧尖牙和前磨牙之间，霍式钳夹在磨牙外展弯处

图 3-6-54 霍式钳向外旋转

图 3-6-55 霍式钳向外旋转可到 90°角

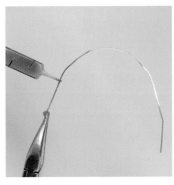
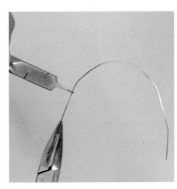

图 3-6-56 同前，转矩钳夹持在另一侧尖牙和前磨牙之间，霍式钳夹持在磨牙外展弯处

图 3-6-57 霍式钳向外旋转 90°角（旋转角度可根据需要决定）

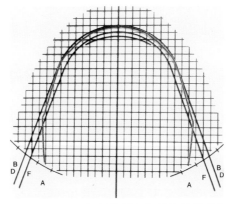

图 3-6-58 比对弓形图版，仍保持弓形形态

（三）弯制第二序列弯曲

第二序列弯曲是矫治弓丝在垂直向的弯曲，可使牙升高或压低，亦可使牙前倾或后倾。

在上颌通常需要弯制以下弯曲：后牙：第二前磨牙5°、第一磨牙10°、第二磨牙30°的后倾曲；前牙：切牙弯制艺术曲。

在下颌通常需要弯制以下弯曲：后牙：第二前磨牙5°、第一磨牙10°和第二磨牙20°的后倾曲。

以上颌为例，后牙弯制后倾曲（图3-6-59~图3-6-67），前牙弯制艺术曲（图3-6-68~图3-6-79）。

需要注意的是，下面加后牙后倾曲的方法是传统Tweed技术中介绍的方法，在临床中可以有两种替代的方法，一是从前面的牙开始加需要角度的后倾，二是仍从后面的牙开始加，但弯制的角度可以直接减去前面牙需要的角度。

第一、第二、第三序列弯曲的弯制在基本功训练中是非常重要又是较难完整完成的训练。当第一序列完成再做第三序列弯制时，一定要注意在弓形图版上比对，同时注意上、下颌弓形的匹配。反复检查、体会、理解后再做第二序列弯曲。一定要按顺序进行弯制检查合格后再做下一步。要做到点、线清晰，钳子夹痕尽量少。还要注意这三个序列弯曲中

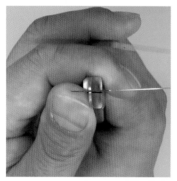

图3-6-59 转矩钳夹持在第二磨牙和第一磨牙之间，左手拇指放在弓丝的远中

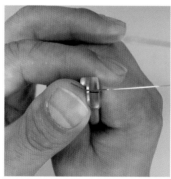

图3-6-60 拇指上抬弓丝的远中到30°角

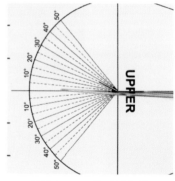

图3-6-61 比对量角尺

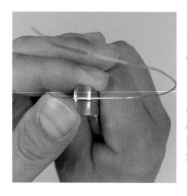

图3-6-62 转矩钳夹持在第二前磨牙和第一磨牙之间，拇指上抬弓丝的远中到10°角（由于加大了10°后倾弯，所以改变了第二磨牙原来的30°后倾弯），同时将第二磨牙的30°后倾弯降低10°已达到第一磨牙10°后倾，第二磨牙上有30°后倾弯

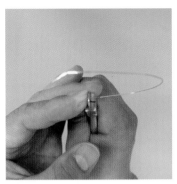

图 3-6-63 转矩钳夹持在对侧第二磨牙和第一磨牙之间同上一样弯制

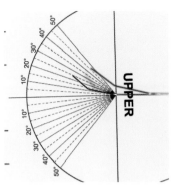

图 3-6-64 比对量角尺

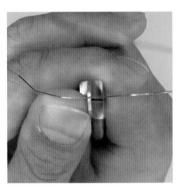

图 3-6-65 转矩钳夹持在第一和第二磨牙之间,左手拇指放在弓丝的远中

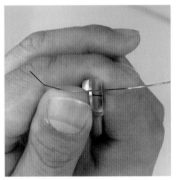

图 3-6-66 拇指上抬弓丝的远中到 5° 角(由于加大了 5° 后倾弯所以改变了第一磨牙原来的 10° 后倾弯)。同时将第一磨牙的 10° 后倾弯降低 5° 以达到第一磨牙 10° 后倾,第二磨牙上有 30° 后倾弯

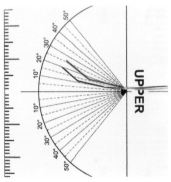

图 3-6-67 在量角尺上检查

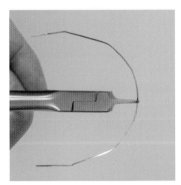

图 3-6-68 弯制前牙艺术曲时,钳夹持在中切牙之间(上面观)

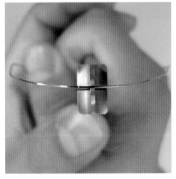

图 3-6-69 钳夹持在中切牙之间(前面观)

注意为方便弯制,图中弓丝上下翻转,上方为龈方,下方为龈方

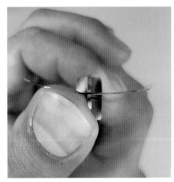

图 3-6-70 左手拇指将弓丝左侧弓丝向上方(即向龈向)弯折 5° 角,这样使中线两侧均获得 2.5° 角的弯曲

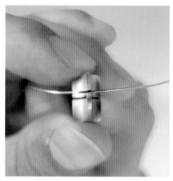

图 3-6-71 钳夹持在左侧的中切牙与侧切牙之间

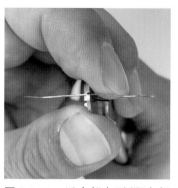

图 3-6-72 远中部向下（即向龈方）弯制约 5°角

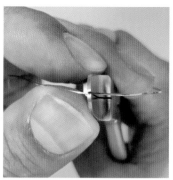

图 3-6-73 远中部向上（即向龈方）弯折约 5°角

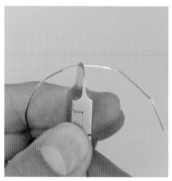

图 3-6-74 同前，钳夹持在右侧中切牙与侧切牙间

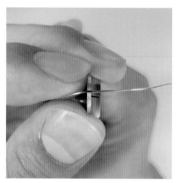

图 3-6-75 近中部向下（即向龈方）弯折约 5°角

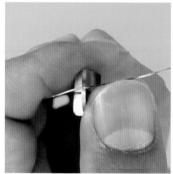

图 3-6-76 远中部向上（即向骀方）弯折约 5°角

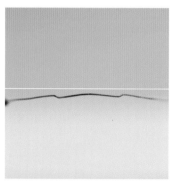

图 3-6-77 弯制完成的前牙美观曲（正面观）
图中为上颌弓丝的正常放置方向，上方为龈方，下方为骀方；为了初学者容易理解，图中适当加大了弯制角度

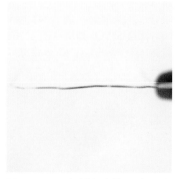

图 3-6-78 弯制完成第二序列曲的弓丝（正面观）
图中的美观曲为正常弯制角度，两侧左右的补偿台阶需维持在同一平面

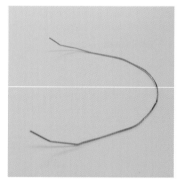

图 3-6-79 弯制完成第二序列曲的弓丝（侧面观）

的任何序列弯曲的改变都会影响其他两个序列弯曲的变化,弯制时要注意三维方向上都要反复检查。

附录 目 测 训 练

1. 画三条间距一致的横线,再在这三条横线上分别手画 10 段 2mm、5mm、10mm 长的线距(不能用尺子),再用尺子测量一下误差是多少?

_____

_____

_____

2. 在一个十字线上画出:15°、30°、45°、60° 的角度,再用量角器测量一下误差是多少?

3. 手画 5mm、10mm 的正方形,再用尺子测量一下误差是多少?

4. 闭上眼睛画出 5mm 的正方形,比较一下感觉和目测是否一致? 再用尺子测量一下误差是多少?

5. 经常练习必能提高弓丝弯制的作品的协调性与对称性(图 3-6-80,图 3-6-81)。

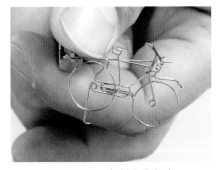

图 3-6-80 弯制小自行车

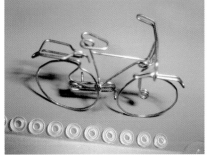

图 3-6-81 弯制完成的小自行车

(赵 弘 周明辉 孙钦凤 李 悦)

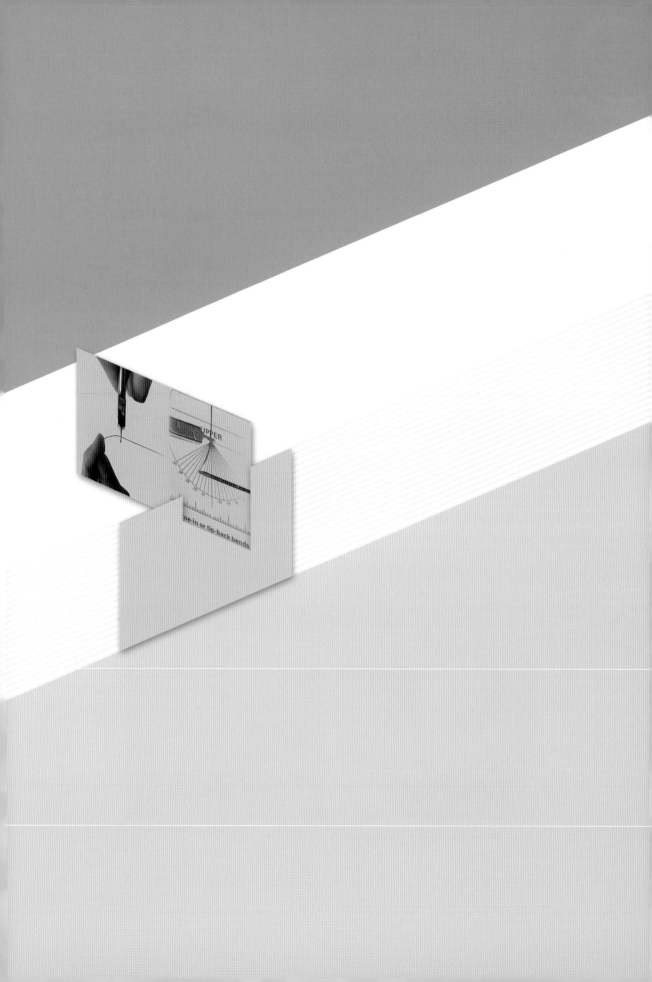

第四章

戴用固定矫治器阶段常用
弓丝和作用曲的弯制

一、分 牙 簧

1. 分牙簧的形态（图 4-1-1）

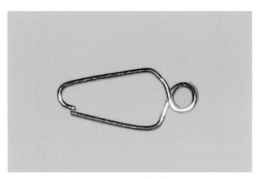

图 4-1-1 分牙簧

2. 分牙簧的使用适应证

正畸固定矫治器中,磨牙通常使用带环。目前橡皮分牙圈的广泛应用,已经解决了大部分病例戴用带环前的分牙问题。但仍有部分病例由于磨牙间间隙紧密,分牙圈无法就位,需要采用其他的方法分开间隙,通常有分牙簧、分牙铜丝等选择。因为避免了分牙铜丝安放时刺激牙龈、即刻力量较大、疼痛等不良反应,分牙簧被更多选用。

3. 弯制工具的选用

常选用细丝弯制钳和梯形钳。

4. 选择使用弓丝的形状和尺寸

最常选用 0.018 英寸或 0.020 英寸的不锈钢圆丝(需热处理)或澳丝。

5. 分牙簧的弯制步骤、要点和技巧（图 4-1-2~ 图 4-1-16）

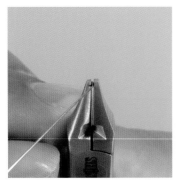

图 4-1-2 钳夹持在弓丝起始端,弓丝距离钳喙顶端约 1mm 处,沿圆喙弯制半圆

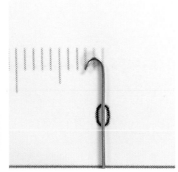

图 4-1-3 半圆直径约 2mm

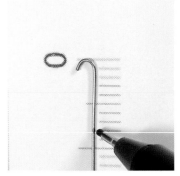

图 4-1-4 在距半圆顶端 8mm 处作标记

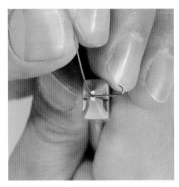

图 4-1-5　钳夹持在标记处,沿圆喙向半圆同侧弯制钝角

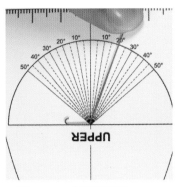

图 4-1-6　弯制角度约 110°

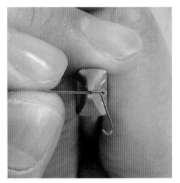

图 4-1-7　翻转弓丝,在距弯折处 2mm 处夹持弓丝

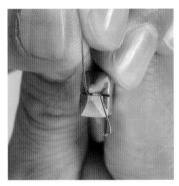

图 4-1-8　沿圆喙弯折

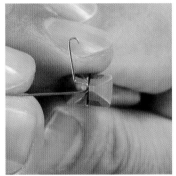

图 4-1-9　弯折超过半圆

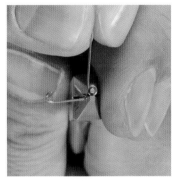

图 4-1-10　调整钳夹持部位,继续弯折 180°,成形第一个圆圈

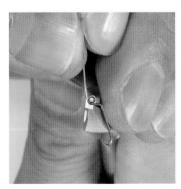

图 4-1-11　调整钳夹持部位,沿圆喙继续弯折

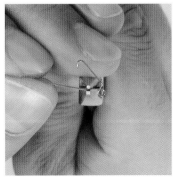

图 4-1-12　继续弯折成形第二个圆圈,两臂形成近 150°夹角

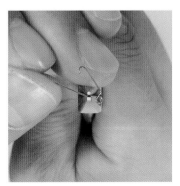

图 4-1-13　钳夹持在距重叠圆圈约 2mm 处

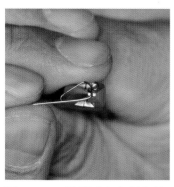

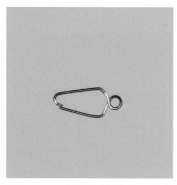

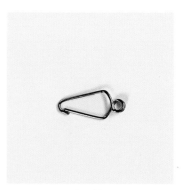

图 4-1-14　沿圆喙向内侧弯折，至与起始端弓丝重合

图 4-1-15　在与起始端弓丝重合处切断多余弓丝，弯制成形分牙簧

图 4-1-16　分牙簧长度约 10mm

6. 临床治疗中分牙簧的安放

以第一、第二磨牙间放置分牙簧为例，临床使用时，用持针器夹住分牙簧的短臂，沿两磨牙间的牙冠颊面滑入邻面接触点的龈方，并轻推长臂在两磨牙间𬌗面就位、固定即可（图 4-1-17~ 图 4-1-19）。

临床应用的 4 个要点：①弯制时短臂要稍短于长臂，以免刺激牙龈；②长臂的长度以近似邻接面颊舌向宽度为佳，固位较好；③连接部的小圈曲应稍偏向龈方（即短臂方向），可以避免对𬌗牙咬合干扰（尤其下颌容易出现）；④注意使用安全，一般放置 7~10 天，避免使用时间过长，嘱咐患者随时关注分牙簧是否脱落；复诊时检查分牙簧是否在位，不在的需要询问患者是否取出，检查是否压入牙龈。

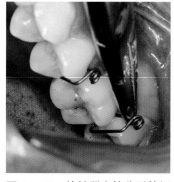

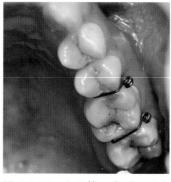

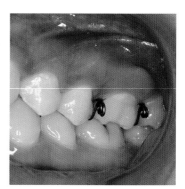

图 4-1-17　持针器夹持分牙簧短臂，在左上第一磨牙远中放置分牙簧

图 4-1-18　左上第一磨牙近远中应用分牙簧（𬌗面观）

图 4-1-19　同前（左颊侧观），尽量避免影响咬合

（李小彤）

二、垂直开大曲及垂直曲加力单位

1. 垂直开大曲及垂直曲加力单位的形态（图 4-2-1，图 4-2-2）

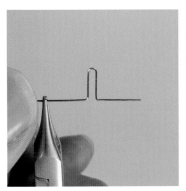
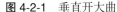
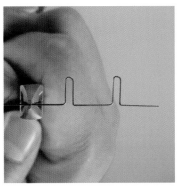

图 4-2-1　垂直开大曲　　　　**图 4-2-2　1 个垂直曲加力单位**

2. 垂直开大曲及垂直曲加力单位的使用适应证

垂直开大曲主要用来开辟间隙。由于垂直曲有效增加了托槽间的弓丝长度，所以可以提供柔和而持续的矫治力量，特别适合严重拥挤病例早期解除拥挤。

为了增加垂直曲的弹性，可以在垂直曲的顶部弯制小圈，称为带圈垂直曲。由于增加了托槽间弓丝长度，带圈垂直曲比垂直曲的弹性更好，矫治力更温和。这样即使降低垂直曲的高度，也不会影响弓丝的弹性，因而有利于减少对口腔黏膜的刺激。

单个垂直开大曲常应用于局部开大间隙，其作用类似于螺旋弹簧局部开展间隙。

两个垂直曲组成一个垂直曲加力单位，多个垂直曲加力单位可以对牙齿施加唇、颊向移动、扭转、伸长、压低等力量，有效地实现对牙齿的三维控制。最常用于实现对牙齿的垂直向控制以及唇向开展牙弓。

目前直丝弓技术的广泛应用，使得垂直曲加力单位的应用减少，通常早期解除拥挤可以通过使用镍钛丝，但对于某些特殊病例，垂直曲加力单位仍然很有效。其优势尤其体现在垂直向移动牙齿或者唇向开展牙弓的同时需要对某个或某几个牙齿实现转矩控制。比如，唇向错位、低于𬌗平面的尖牙，在伸长牙齿的同时要进行根舌向转矩控制以改善牙龈水平，这时应用方丝弯制垂直曲加力单位，尤其有效。但要注意垂直曲不要刺激前庭沟软组织，如果牙齿位置过高，或前庭沟浅，难以保证曲的高度，可以应用带圈垂直曲制作加力单位，以增加弓丝长度，从而增加弓丝弹性。

3. 弯制工具的选用

在圆丝上弯制垂直曲可以用细丝钳（长头或短头）或者梯形钳完成。如果在方丝上弯制垂直曲，最好使用梯形钳或者 Tweed 钳，细丝钳也可以。

4. 选择使用弓丝的形状和尺寸

最常选用 0.016 英寸的不锈钢圆丝，用于初始排齐阶段。较少应用于方丝，但如在开大间隙的同时需要转矩控制，可用方丝，首选 TMA 方丝，可获得好的弹性。

5. 垂直开大曲及垂直曲加力单位的弯制步骤、要点和技巧（图 4-2-3~ 图 4-2-17）

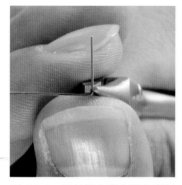

图 4-2-3　弓丝沿方喙向龈向弯制直角,形成垂直曲的第一条垂直臂

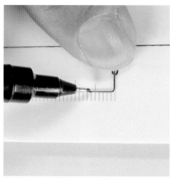

图 4-2-4　高度 6mm 处作标记

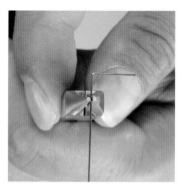

图 4-2-5　钳夹持在标记处

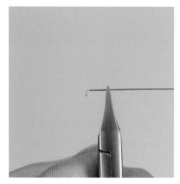

图 4-2-6　钳子与弓丝平面垂直

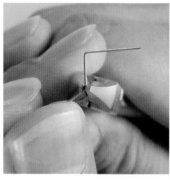

图 4-2-7　沿圆喙向远离起始端的方向弯折

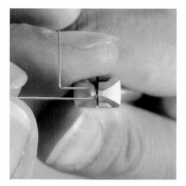

图 4-2-8　适当调整钳夹持部位,形成半圆,形成垂直曲的第二条垂直臂,两条垂直臂平行

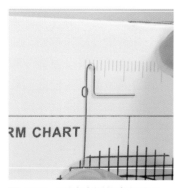

图 4-2-9　形成半圆的直径约 2mm

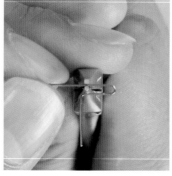

图 4-2-10　翻转弓丝,钳夹持在与第一条垂直臂等长处,沿方喙向远离起始端的方向弯折

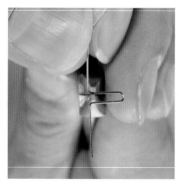

图 4-2-11　弯制直角

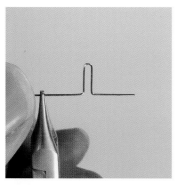
图 4-2-12　弯制完成的垂直曲

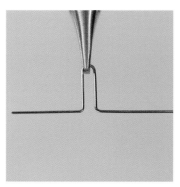
图 4-2-13　垂直曲两侧的弓丝保持在一条直线上

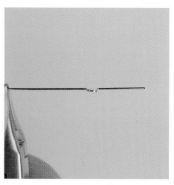
图 4-2-14　垂直角度俯视,弓丝和曲在同一平面

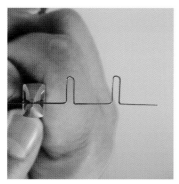
图 4-2-15　连续弯制两个垂直曲,形成垂直曲加力单位

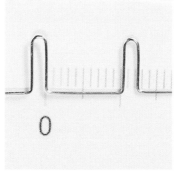
图 4-2-16　若不对牙齿施垂直向的力,应当保证垂直曲加力单位两侧的弓丝仍然位于同一直线上

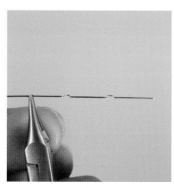
图 4-2-17　垂直角度俯视,弓丝和曲在同一平面

6. 弓丝弯制完成的检验和调整

在临床使用过程中,弯制好的垂直曲要首先放入患者口中检查是否合适。

弓丝入槽结扎后,垂直曲应该均匀地平行于牙齿以及黏膜表面,通常离开黏膜约1mm,既不要压迫牙龈,又不要离开黏膜过远以免刺激唇(颊)黏膜。

垂直曲的高度通常为 6mm,曲高度过高会刺激黏膜形成溃疡;曲高度过低会影响曲的弹性。如果因为前庭沟过浅或刺激系带等原因不得不降低曲的高度时,可以考虑应用带圈垂直曲,通过增加弓丝长度而增加弓丝弹性。

垂直曲开大的范围根据临床实际的情况确定。如果是单独应用垂直开大曲用于局部开展间隙,在结扎入槽后,曲的近远中两条臂处于被压缩的加力状态,随着垂直开大曲的形变恢复,间隙得以开展。

7. 临床治疗中垂直开大曲及垂直曲加力单位的安放和使用

如果要对牙齿施予垂直向的力,可以通过调整两个垂直曲而改变两个垂直曲之间的弓丝的垂直向位置,而对牙齿施加压低力或者伸长力。如果要唇向开展牙弓,可以开大垂直曲。如果要对个别牙进行转矩控制,可以在两个垂直曲之间的弓丝上加转矩。但注意加转矩后可能使垂直曲压向黏膜或远离黏膜,要进行调整,使其平行于牙齿与黏膜,并离开黏膜约1mm。

下面以上下颌前牙牙列拥挤为例,Typodont模拟临床矫治过程,用垂直曲加力单位开展间隙、排齐上下颌牙列(图4-2-18~图4-2-38)。

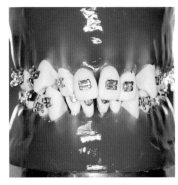

图4-2-18　矫治前模型(正面殆像)

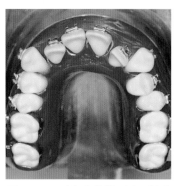

图4-2-19　矫治前模型(上颌殆面像)

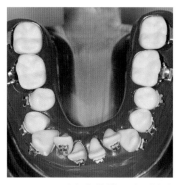

图4-2-20　矫治前模型(下颌殆面像)

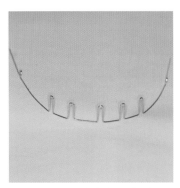

图4-2-21　矫治中应用尖牙间4个垂直曲加力单位(展示上颌弓丝)

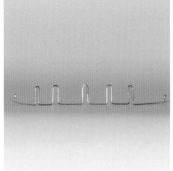

图4-2-22　同前

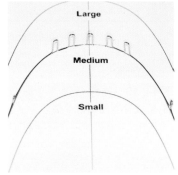

图4-2-23　带有垂直曲加力单位的弓丝,形成标准弓形

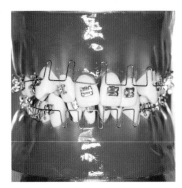

图4-2-24　带有垂直曲加力单位的弓丝后段放入磨牙颊面管,前牙段未结扎入槽前(正面殆像)

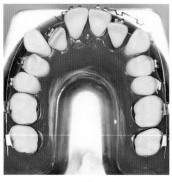

图4-2-25　同前(上颌殆面像)

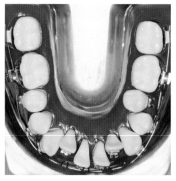

图4-2-26　同前(下颌殆面像)

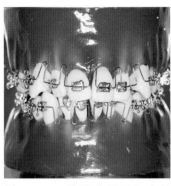

图 4-2-27 前牙段弓丝初步结扎,未完全入槽(正面殆像)

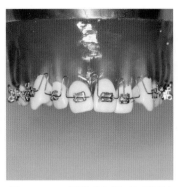

图 4-2-28 同前(上颌正面殆像)

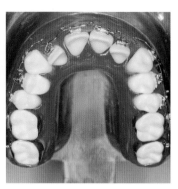

图 4-2-29 同前(上颌殆面像)

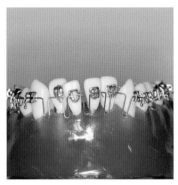

图 4-2-30 同前(下颌正面殆像)

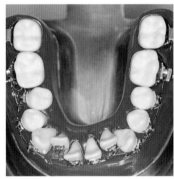

图 4-2-31 同前(下颌殆面像)

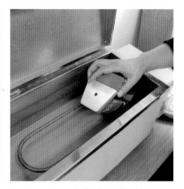

图 4-2-32 准备水浴箱,水温 60度;上下颌殆架完全没入水浴中,上下颌牙齿保持接触状态,模拟牙齿移动

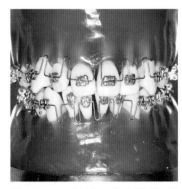

图 4-2-33 经过一次水浴后,牙齿移动,弓丝重新加力结扎(正面殆像)

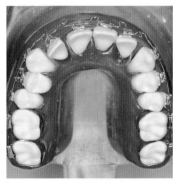

图 4-2-34 同前(上颌殆面像)

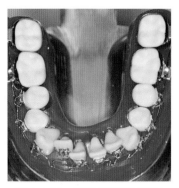

图 4-2-35 同前(下颌殆面像)

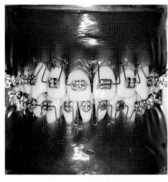

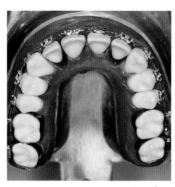

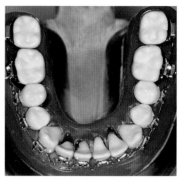

图 4-2-36 经过数次重新结扎、水浴后,牙齿移动,上下颌基本排列整齐(正面殆像)

图 4-2-37 同前(上颌殆面像)

图 4-2-38 同前(下颌殆面像)

（杨雁琪　朱胜吉）

三、欧米茄曲

1. 欧米茄曲的形状(图 4-3-1)

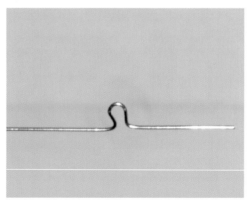

图 4-3-1 欧米茄曲

2. 欧米茄曲的使用适应证

欧米茄曲一般用于弓丝末端,根据其与末端磨牙的位置关系可以分为三种情况。①当切牙段弓丝入槽后,欧米茄曲远中臂与末端磨牙颊面管仍有一段距离,这时将欧米茄曲向后弹性结扎,可以回收前牙。②当切牙段弓丝入槽后,欧米茄曲远中臂与末端磨牙颊面管刚好紧贴,这时将欧米茄曲与末端磨牙颊面管结扎在一起可用于保持牙弓长度以及防止弓丝滑动,类似弓丝末端回弯的作用。③当欧米茄曲远中臂与末端磨牙颊面管紧贴时,切牙段弓丝离开托槽一段距离,这时将切牙段弓丝入槽结扎,可以唇向开展牙弓,常用于2×4 技术解除前牙反殆时。

3. 弯制工具的选用

常选用细丝钳、梯形钳或 Tweed 钳。

4. 选择使用弓丝的形状和尺寸

用于 2×4 技术解除前牙反𬌗时,常选用 0.016 英寸的不锈钢圆丝。用于 2×4 技术打开咬合,可选用不锈钢圆丝或方丝(TMA 或不锈钢方丝),方丝有利于转矩控制。在 Tweed 矫治技术中,欧米茄曲应用于不锈钢方丝,尤其在终末的 0.0215 英寸×0.028 英寸的不锈钢方丝上。

5. 欧米茄曲的弯制步骤、要点和技巧(图 4-3-2~ 图 4-3-16)

6. 欧米茄曲弯制完成的检验和调整

完成的欧米茄曲应该位于一个平面上。曲的两侧的弓丝位于同一条直线上,而且方丝的平面平行。

弓丝入槽结扎后,欧米茄曲应该均匀的平行于牙齿以及黏膜表面,通常离开黏膜约 1mm,既不要压迫牙龈,又不要离开黏膜过远以免刺激黏膜。

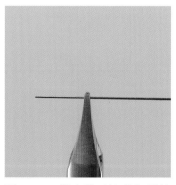

图 4-3-2 钳夹持时注意与弓丝垂直

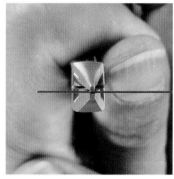

图 4-3-3 钳喙缘与弓丝保持在同一平面

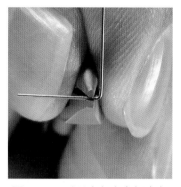

图 4-3-4 弓丝向龈向弯折直角

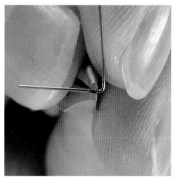

图 4-3-5 钳夹持位置稍离开弯折的直角

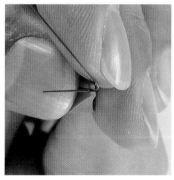

图 4-3-6 弓丝继续弯折

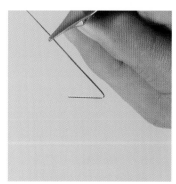

图 4-3-7 弯折成锐角

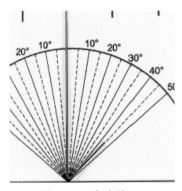

图 4-3-8　角度约 45°

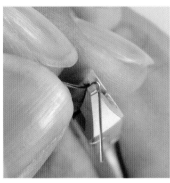

图 4-3-9　钳夹持在锐角上 1mm 处

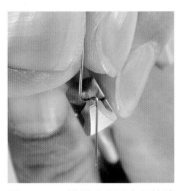

图 4-3-10　沿圆喙向远离起始端方向弯折

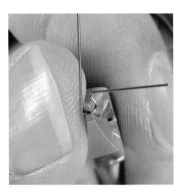

图 4-3-11　弯制成形半圆

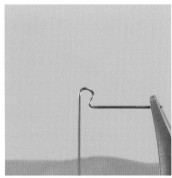

图 4-3-12　半圆形弯制完成

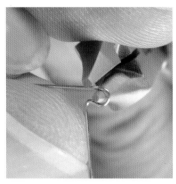

图 4-3-13　钳夹持在与起始端弓丝高度一致处

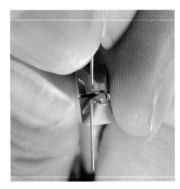

图 4-3-14　沿方喙弯折

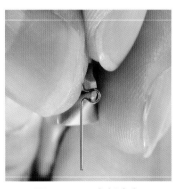

图 4-3-15　弯折直角

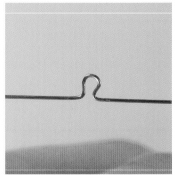

图 4-3-16　欧米茄曲弯制完成，曲两侧弓丝在一条直线

如果需要调整欧米茄曲与颊面管之间的关系,可以通过调整欧米茄曲的开口大小。比如需要开大欧米茄曲以唇向开展牙弓前段弓丝,或者缩小欧米茄曲以回收牙弓前段弓丝。注意调整欧米茄曲的大小后会使近远中臂不在同一平面,这时需要通过调整弓丝近中臂与主弓丝的角度以使近远中臂始终保持位于一条直线上。

对牙齿矢状向的调整,有如下3种情况。①如果用于回收前牙,则应使欧米茄曲远中臂与末端磨牙颊面管离开一段距离,然后将欧米茄曲向后弹性结扎,或后抽打开欧米茄曲之后回弯;②如果用于保持牙弓长度以及防止弓丝滑动,应使欧米茄曲远中臂与末端磨牙颊面管在切牙段弓丝入槽的情况下刚好紧贴,然后用结扎丝将欧米茄曲与磨牙颊面管被动结扎;③如果用于唇向开展牙弓,比如2×4技术解除前牙反𬌗,这是目前欧米茄曲最常用的应用,则应使欧米茄曲远中臂与末端磨牙颊面管紧贴时,切牙段弓丝离开托槽一段距离,这种情况通常应用0.016英寸的不锈钢圆丝,并通过调整欧米茄曲的大小使切牙段弓丝离开托槽约5mm。

对牙齿垂直向的控制,如2×4技术打开咬合,可以调整欧米茄曲的近远中臂以形成后倾弯,这样在结扎入槽后可以有打开咬合的效果。应用方丝可以同时进行转矩控制。

7. 临床治疗中欧米茄曲的安放

临床上唇向开展上颌牙弓、解除反𬌗,应用欧米茄曲维持上颌牙弓长度,常常同时配合Ⅲ类牵引。弯制远中臂紧贴末端磨牙颊面管的欧米茄曲时,将具备基本弓形的弓丝放入口内,弓丝中线与牙列中线对齐,用记号笔在弓丝上标记颊面管近中的位置,钳喙夹持在离记号笔标记点偏向近中的位置,具体移动距离应等于即将弯制完成的欧米茄曲的开口大小,通常为1~2mm。

下面展示临床治疗中,前牙反𬌗解除后应用带欧米茄曲的弓丝维持上颌牙弓长度(图4-3-17~图4-3-19)。

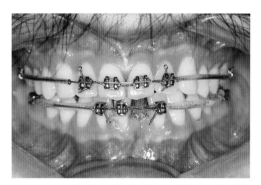

图4-3-17 前牙反𬌗解除后,应用带欧米茄曲的上颌弓丝维持牙弓长度(正面𬌗像)

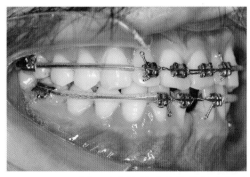

图4-3-18 上颌弓丝末端的欧米茄曲紧贴磨牙颊面管近中(右侧𬌗像)

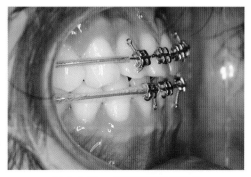

图4-3-19 前牙覆𬌗覆盖正常

(杨雁琪 朱胜吉)

四、摇 椅 弓

1. 摇椅弓(曲)的形态(图4-4-1)

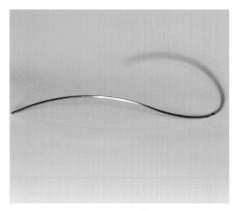

图4-4-1 摇椅弓

2. 摇椅弓(曲)的使用适应证

摇椅弓的前身是标准方丝弓矫治技术中的后倾弯,但因为后倾弯使弓丝不再是一根平滑弓丝而影响牙齿在弓丝上的滑动,因此在直丝弓矫治技术中将多个后倾弯连续化,并保证弓丝仍然是一根平滑弓丝,因其形状类似摇椅,故名摇椅弓。

摇椅弓应用于直丝弓矫治系统,可以整平牙列,适用于①深覆𬌗需要打开咬合的情况;②打开咬合后的保持;③在关闭拔牙间隙的过程中,摇椅弓有利于加强对前牙的垂直向控制,预防前牙覆𬌗加深。

3. 弯制工具的选用

对圆丝的弯制可以采用细丝钳,对于方丝的弯制可以采用转矩钳或者通过手指成形。

4. 选择使用弓丝的形状和尺寸

只有弓丝具有一定强度,才可以通过摇椅弓形施加有效的垂直向控制的力量,实现对牙列的垂直向控制。

摇椅弓形可应用于圆丝或者方丝,应用于圆丝时选用不锈钢圆丝,澳丝最佳,因澳丝有较高的刚度。可以应用0.016英寸或0.018英寸的圆丝,但以0.018英寸的圆丝为佳。

应用于方丝较圆丝更有优势,一方面对于同样材质和尺寸的弓丝,方丝刚度高于圆丝,从而更利于维持弓形,另一方面方丝可以在打开咬合的同时进行转矩控制。摇椅形弓丝使前牙唇倾、在弓丝的前牙部加根唇向转矩控制可以防止前牙唇倾。方丝可选用TMA或不锈钢方丝。镍钛丝难以成形,所以如需在镍钛方丝上应用摇椅弓,通常需要购买预成摇椅弓的镍钛弓丝。

5. 弯制步骤、要点和技巧

（1）以转矩钳或手指从弓丝的颊面夹持在尖牙远中的位置。

（2）以左手拇指以及示指握持尖牙远中的弓丝，拇指施加向下的压力，示指交错施加向上的压力。

（3）左手向远中拉伸弓丝，将弓丝塑成摇椅弓形。

（4）在向远中拉伸弓丝塑形摇椅的同时对远中端弓丝施少量外推的力，以预防摇椅弓成形后弓丝后段过于缩窄。

（5）根据需要调整摇椅弓形的幅度，并调整至左右对称，维持原有的基本弓形（图 4-4-2~ 图 4-4-4）。

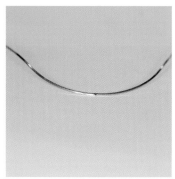 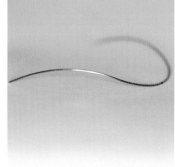

图 4-4-2　下颌摇椅弓丝完成（正面观）　　**图 4-4-3**　下颌摇椅弓丝完成（侧面观）　　**图 4-4-4**　摇椅曲高度测量

6. 弓丝弯制完成的检验和调整

调整完成的摇椅弓应该具有同平直弓丝一样的基本弓形，左右两侧的摇椅弓形应该对称。

最常出现的情况是弓丝末段向内缩窄，这时需要扩宽弓丝后段的宽度，以维持基本弓形。

摇椅的深度根据临床具体情况定，一般来讲，用于打开咬合时摇椅较大，用于保持打开咬合的效果或者预防覆𬌗加深时摇椅较小。圆丝上摇椅可以较大，不锈钢方丝上的摇椅弓不要过大，否则一方面力量太大，另一方面还可能因为前牙和后牙区的转矩效应，造成不必要的副作用。

7. 临床治疗中的弓丝安放

下面为下颌摇椅弓安放的 Typodont 演示（图 4-4-5~ 图 4-4-13）。为了更好地发挥摇椅弓作用，临床常对不锈钢弯制的弓丝热处理，增加弓丝的刚度。热处理后的弓丝，由原来的银色成为均匀的古铜色。

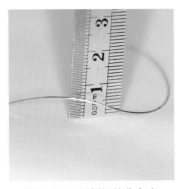

图4-4-5 下颌摇椅曲高度

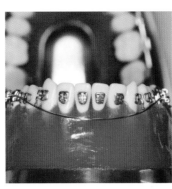

图4-4-6 弓丝放入磨牙颊面管后,弓丝前段位于前牙托槽的龈方(下颌正面观)

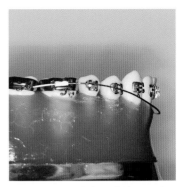

图4-4-7 同前(下颌侧面观)

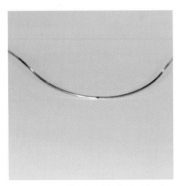

图4-4-8 热处理前弓丝呈银色

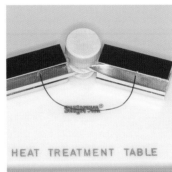

图4-4-9 弓丝热处理台

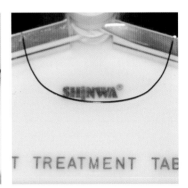

图4-4-10 热处理后弓丝呈古铜色

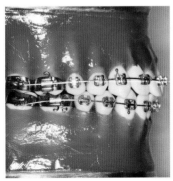

图4-4-11 弓丝结扎入槽,利用后牙支抗,起到压低前牙的作用(右侧骀像)

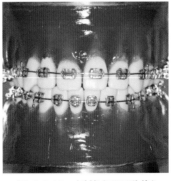

图4-4-12 同前(正面骀像)

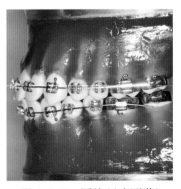

图4-4-13 同前(左侧骀像)

(杨雁琪　朱胜吉)

五、多用途弓

1. 多用途弓的形状（图 4-5-1，图 4-5-2）

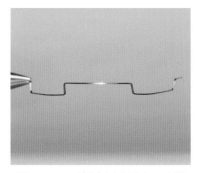 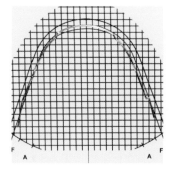

图 4-5-1　下颌多用途弓（正面观）　　图 4-5-2　多用途弓殆面观，形成标准弓形

2. 多用途弓的使用适应证

多用途弓是生物渐进矫治技术的重要组成部分，是 Ricketts 根据 Begg 技术的旁侧弓原理，在前磨牙部弓丝不入槽，而增加了弓丝的自由跨度。主要作用是利用磨牙作为支抗对前牙进行有效的三维控制，而不对尖牙以及前磨牙区域产生不利的影响。常用于压低前牙、唇倾或舌倾前牙，并可以对前牙进行转矩控制。

与摇椅弓相比，多用途弓的优势在于①打开咬合不会升高前磨牙，所以尤其适合应用于高角深覆𬌗的病例打开咬合；②应用于摇椅弓压低下切牙有一定难度的病例，因为摇椅弓下切牙唇倾，使下切牙牙根与舌侧骨板接触从而阻碍下切牙的压低，尤其是 Spee 曲线较深的情况。

3. 弯制工具的选用

常选用霍氏钳，也可用细丝钳替代。

4. 选择使用弓丝的形状和尺寸

最常选用不锈钢方丝，可以根据需要选择不同的尺寸。

5. 多用途弓的弯制步骤、要点和技巧

下面以下颌多用途弓的弯制为例（图 4-5-3~ 图 4-5-29）。

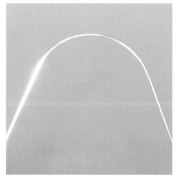 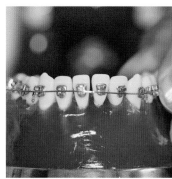 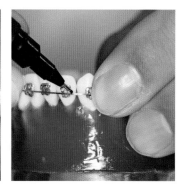

图 4-5-3　形成下颌标准弓形　　图 4-5-4　弓丝放入下颌托槽　　图 4-5-5　在左下侧切牙和尖牙间作标记

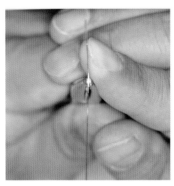

图 4-5-6 霍氏钳夹持在标记处，图中上方为弓丝近中（唇侧观）

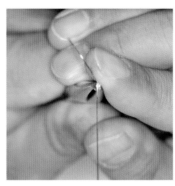

图 4-5-7 右手示指将弓丝近中部分向龈向弯折

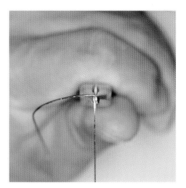

图 4-5-8 弯折 75°

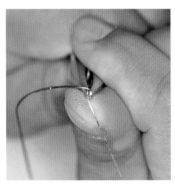

图 4-5-9 右手拇指将弓丝远中部分向𬌗向弯折

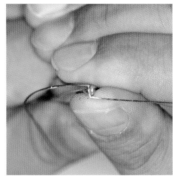

图 4-5-10 形成霍氏钳喙端宽度一致的台阶，保持台阶近中和远中段平行

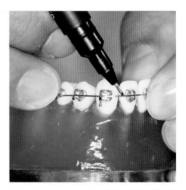

图 4-5-11 在右下侧切牙和尖牙间作标记

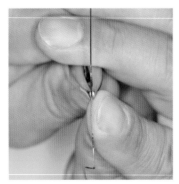

图 4-5-12 霍氏钳夹持在标记处，图中下方为弓丝近中（唇侧观）

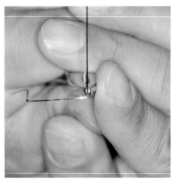

图 4-5-13 弓丝近中部分弯折向龈向

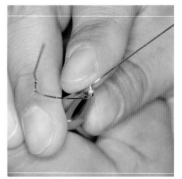

图 4-5-14 远中部分向𬌗向弯折，形成台阶

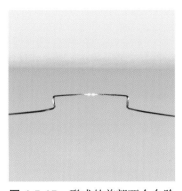

图 4-5-15 形成的前部两个台阶（正面观）

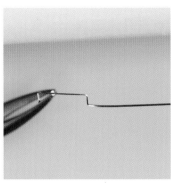

图 4-5-16 同前（侧面观）

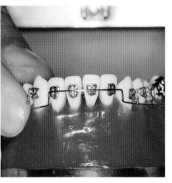

图 4-5-17 前牙段弓丝入槽

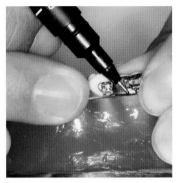

图 4-5-18 在左侧磨牙颊面管前的弓丝上作标记

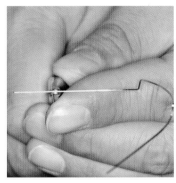

图 4-5-19 霍氏钳夹持在标记处（内侧观）

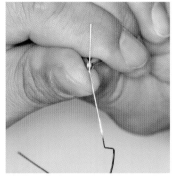

图 4-5-20 左手拇指将弓丝近中部分向殆向弯折 90°

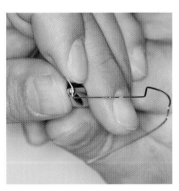

图 4-5-21 弓丝远中部分向龈向弯折

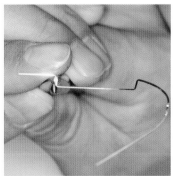

图 4-5-22 形成霍氏钳喙端宽度一致的台阶，台阶近中和远中部分弓丝平行

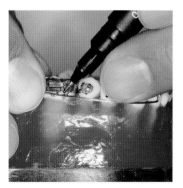

图 4-5-23 同样，在右侧磨牙颊面管前的弓丝上作标记，弯制右侧磨牙颊面管前的台阶

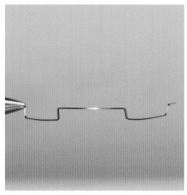 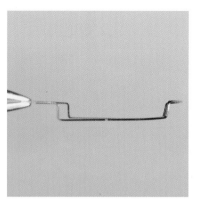

图 4-5-24　完成的多用途弓（正面观）　　图 4-5-25　同前（侧面观）

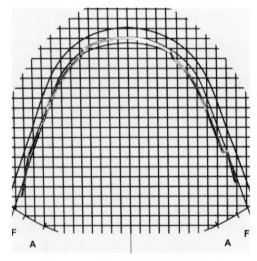

图 4-5-26　𬌗面观,仍保持标准弓形

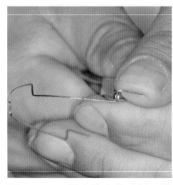 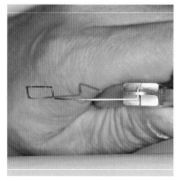 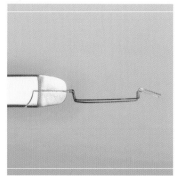

图 4-5-27　钳夹持在磨牙颊面管　图 4-5-28　加后倾弯后（45°角观）　图 4-5-29　加后倾弯后（侧面观）
段弓丝的近中,将弓丝向龈向弯
折一定角度,形成后倾弯

6. 弓丝弯制完成的检验和调整

多用途弓的磨牙段插入磨牙的颊面管,跨过前磨牙和尖牙,前牙结扎入槽。生物渐进技术中多用途弓与片段弓结合使用,片段弓连接磨牙与前磨牙,将后牙段连成一个整体,增加了支抗,稳定了咬合平面,在打开咬合的过程中前磨牙不会升高。打开咬合时调整多用途弓磨牙上的后倾弯。为避免下前牙根尖与下颌结合部舌侧的骨皮质接触,弓丝在下前牙段加根唇向转矩,使下切牙根尖避开舌侧骨板。

咬合打开后,可将尖牙与多用途弓通过结扎丝结扎(不入槽),单独垂直向压低尖牙。

弓丝的调整要注意如下方面:①弓形对称;②磨牙段后倾弯的调整,以保证轻力压低。利用多用途弓压低上下切牙的适宜矫治力分别为140~210g 力、80~120g 力;③磨牙段弓丝的调整,可根据临床实际情况加外展弯、toe-in 及转矩;④前牙转矩的调整;⑤注意多用途弓跨越前磨牙段不要压迫牙龈。

7. 临床治疗多用途弓的安放

(1) 以下颌应用多用途弓、压低前牙为例作 Typodont 演示(图 4-5-30~ 图 4-5-38)。

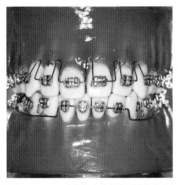

图 4-5-30 标准弯制的下颌多用途弓托槽槽沟就位(正面观)

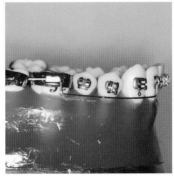

图 4-5-31 同前(右侧面观)

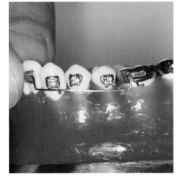

图 4-5-32 同前(左侧面观)

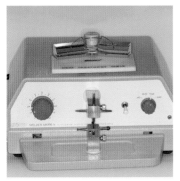

图 4-5-33 弓丝热处理工作台

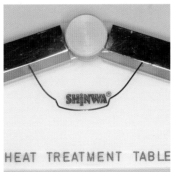

图 4-5-34 标准弯制的下颌多用途弓热处理成古铜色

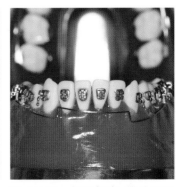

图 4-5-35 加后倾弯、热处理后的下颌多用途弓,放入磨牙颊面管内,前牙段位于托槽槽沟的龈方(正面观)

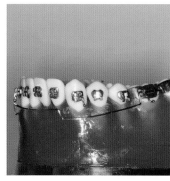

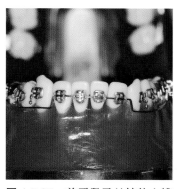

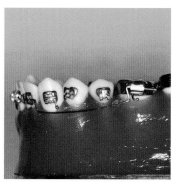

图 4-5-36　同前（左侧面观）　　图 4-5-37　前牙段弓丝结扎入槽　　图 4-5-38　同前（左侧面观）
　　　　　　　　　　　　　　　　　　　　　　（正面观）

（2）以下为临床病例应用多用途弓打开咬合（图 4-5-39,图 4-5-40）。

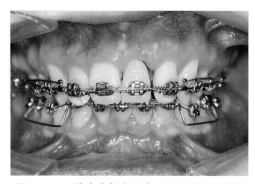

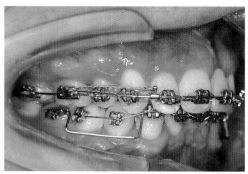

图 4-5-39　临床病例应用多用途弓（正面猞像）　　图 4-5-40　临床病例应用多用途弓（右侧猞像）

（杨雁琪　朱胜吉　李小彤）

六、匣　形　曲

1. 匣形曲的形状（图 4-6-1,图 4-6-2）

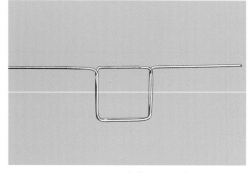

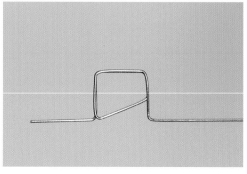

图 4-6-1　垂直作用匣形曲　　　　　　　　图 4-6-2　正轴作用匣形曲

2. 匣形曲的使用适应证

匣形曲有两种,一种是垂直作用匣形曲,用于压低或升高牙齿;一种是正轴作用匣形曲,用于矫正个别牙齿的倾斜。

3. 弯制工具的选用

通常应用细丝钳弯制。

4. 选择使用弓丝的形状和尺寸

常用较细的不锈钢圆丝弯制,例如 0.016 英寸或者 0.018 英寸的不锈钢圆丝。

5. 匣形曲的弯制步骤、要点和技巧(图 4-6-3~ 图 4-6-23)

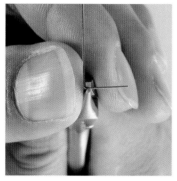

图 4-6-3　弓丝向龈方弯折直角,形成"1"段曲

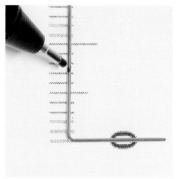

图 4-6-4　在 7mm 处作标记

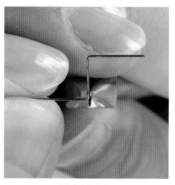

图 4-6-5　钳夹持在标记处,弓丝在同一平面内、向远离起始端方向弯折直角,形成"2"段曲

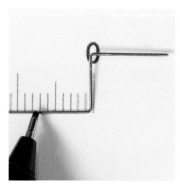

图 4-6-6　在"2"段曲 7mm 处作标记

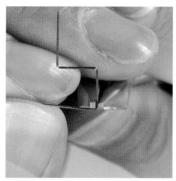

图 4-6-7　钳夹持在标记处,沿方形框向𬌗向弯折直角,形成"3"段曲

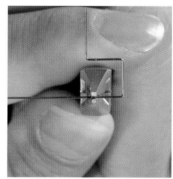

图 4-6-8　钳夹持在"3"段曲 7mm 处(即与起始端弓丝平齐部位)

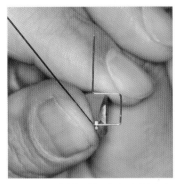

图 4-6-9 沿方形框走行弯折直角

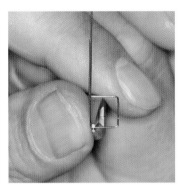

图 4-6-10 形成"4"段曲,与起始端弓丝重叠在一条直线上

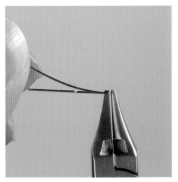

图 4-6-11 垂直方向观,将"4"段弓丝内外调整

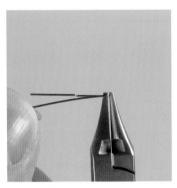

图 4-6-12 同前

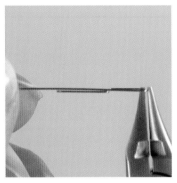

图 4-6-13 使弓丝与起始端弓丝尽量紧贴

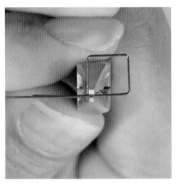

图 4-6-14 钳夹持在方形框"4"段与"1"段曲相交点的内侧

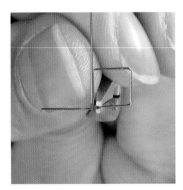

图 4-6-15 沿方形框向龈向弯折直角,形成"5"段曲,与"1"段重叠,并尽量紧贴

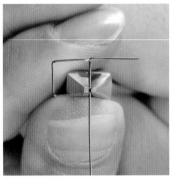

图 4-6-16 在"5"段与"2"段曲相交点,沿方形框走行,弯制"6"段曲

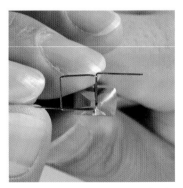

图 4-6-17 与"2"段重叠、紧贴

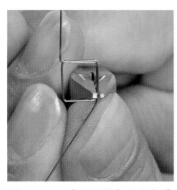

图 4-6-18 在"6"段与"3"段曲相交点,沿方形框走行,弯制"7"段曲

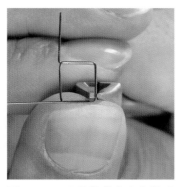

图 4-6-19 "7"段曲与"3"段重叠、紧贴

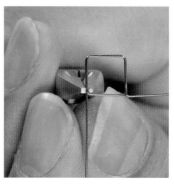

图 4-6-20 钳夹持在方形框"7"段与"4"段曲相交点内侧

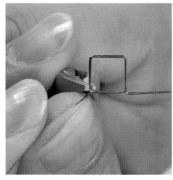

图 4-6-21 在方形框同一平面内,向远离起始端的方向弯折直角

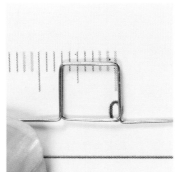

图 4-6-22 弯制完成的匣形曲

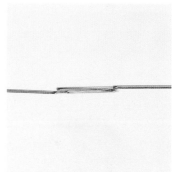

图 4-6-23 垂直方向观,各段曲贴合,在同一平面

以下弯制正轴作用匣形曲,将上颌左侧牙齿向远中正轴(图 4-6-24~ 图 4-6-35):

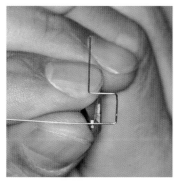

图 4-6-24 同前弯制"1"、"2"、"3"段曲,钳夹持弯制"4"段曲的部位仍同前

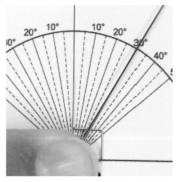

图 4-6-25 弯折直角后,继续弯折成锐角 30°

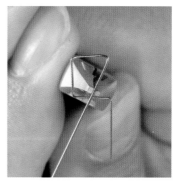

图 4-6-26 钳夹持在"4"段曲与"1"段曲相交点内侧

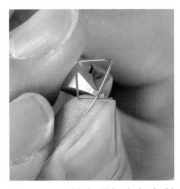

图 4-6-27 沿方形框走行弯制 "5" 段曲

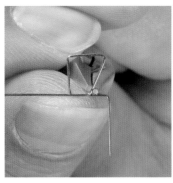

图 4-6-28 "5" 段曲与 "1" 段曲 重叠、紧贴

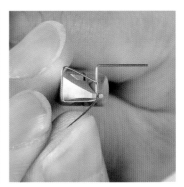

图 4-6-29 继续弯制 "6" 段曲

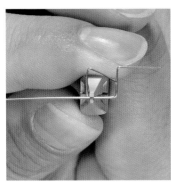

图 4-6-30 "6" 段曲与 "2" 段曲 重叠、紧贴

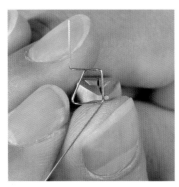

图 4-6-31 继续弯制 "7" 段曲

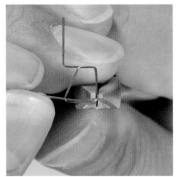

图 4-6-32 "7" 段曲与 "3" 段曲 重叠、紧贴

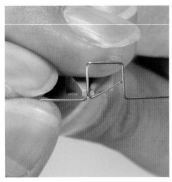

图 4-6-33 完成正轴作用匣形曲 的弯制

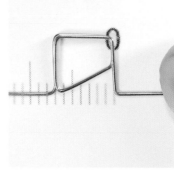

图 4-6-34 此匣形曲可以用在上 颌左侧后牙向远中正轴时

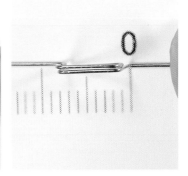

图 4-6-35 完成的匣形曲垂直方 向观,各段曲贴合,在同一平面

6. 弓丝弯制完成的检验和调整

匣形曲的三个边由两条弓丝重叠形成，一条边是一条弓丝。垂直作用匣形曲的内边是一条水平弓丝，用于压低或伸长牙齿。正轴作用匣形曲的内边是一条斜行弓丝，应用时要注意选择斜行弓丝的方向，弓丝斜行的方向应与牙齿需扶正的方向一致，即与倾斜牙齿上的托槽槽沟方向相反，这样当匣形曲内边弓丝在倾斜牙托槽槽沟就位后，弓丝的形变复位力才能起到正轴的作用。

匣形曲应该尽量与软组织贴近，但是没有接触，以避免对软组织的刺激。

匣形曲不要过大，以免刺激软组织。

7. 临床治疗中的弓丝安放

针对右下颌第一前磨牙近中倾斜的病例，设计下颌带有匣形曲的弓丝，逐步结扎入槽，入水浴，模拟临床矫正近中倾斜牙齿（图4-6-36~图4-6-41）。

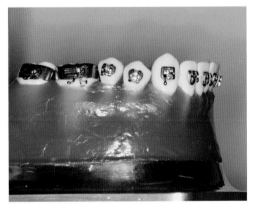

图 4-6-36 右下第一前磨牙近中倾斜，需扶正（即向远中正轴）

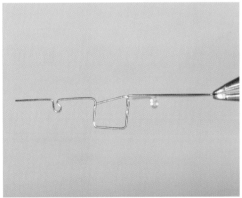

图 4-6-37 弯制带有正轴作用匣形曲的弓丝（"4"段曲远中低于近中）

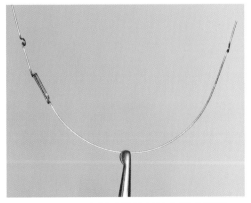

图 4-6-38 弯制后的弓丝具有标准弓形

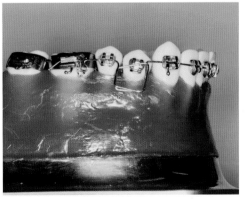

图 4-6-39 除右下第一前磨牙外，余牙结扎入槽，匣形曲与托槽槽沟的位置关系（成一定交角）

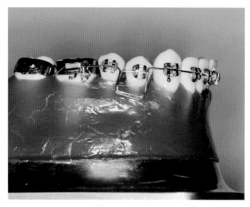 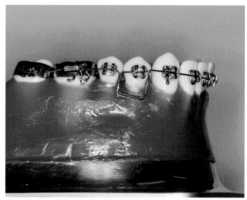

图 4-6-40 匣形曲"4"段曲结扎入槽,匣形曲 的方形框呈不完全重叠状态

图 4-6-41 矫治后(入水浴模拟牙齿移动),右 下第一前磨牙扶正,匣形曲的方形框恢复重叠 状态

（杨雁琪　朱胜吉　李小彤）

七、垂直关闭曲

1. 垂直关闭曲的形状（图 4-7-1）

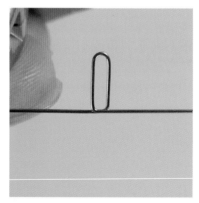

图 4-7-1　垂直关闭曲

2. 垂直关闭曲的使用适应证

垂直关闭曲用于关闭间隙。为了增加垂直曲的弹性,可以在垂直曲的顶部弯制小圈, 称为带圈垂直关闭曲。由于增加了托槽间弓丝长度,带圈垂直关闭曲比垂直关闭曲的弹 性更好,矫治力更温和。

3. 弯制工具的选用

在圆丝上垂直曲的弯制可以用细丝钳或者梯形钳完成。如果在方丝上弯制垂直曲, 最好使用梯形钳或者 Tweed 钳,细丝钳也可。

4. 选择使用弓丝的形状和尺寸

垂直关闭曲可以用不锈钢圆丝或者方丝弯制,也可以使用 TMA 方丝以利于获得更好的弹性。若应用不锈钢方丝弯制垂直关闭曲,在关闭拔牙间隙过程中对前牙段及后牙段实现转矩控制。

5. 弯制步骤、要点和技巧

图示在同一个弓丝上弯制垂直关闭曲(图4-7-2~图4-7-16)和带圈垂直关闭曲,以示两种曲的区别。

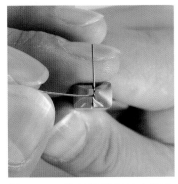

图4-7-2　从起始端开始向龈方弯折直角

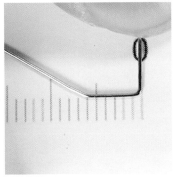

图4-7-3　在6mm处作标记向起始端弯折30°

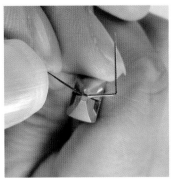

图4-7-4　钳圆喙夹持在30°转角的中央

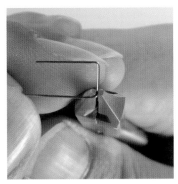

图4-7-5　沿圆喙开始向起始端方向弯制半圆形

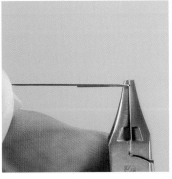

图4-7-6　弯制应该保证弓丝在同一平面

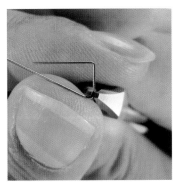

图4-7-7　继续弯制半圆形

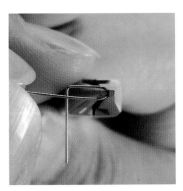

图4-7-8　适当调整钳夹持部位

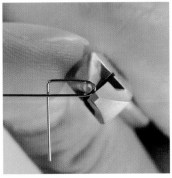

图4-7-9　直至垂直曲的两个垂直臂互相平行

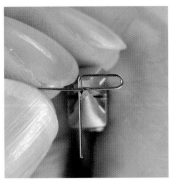

图4-7-10　钳夹持在第二段垂直臂与起始端弓丝相交点的龈方

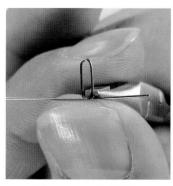

图 4-7-11 弯折直角

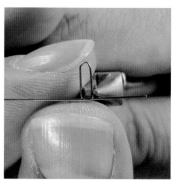

图 4-7-12 直至与起始端弓丝重叠成一条直线

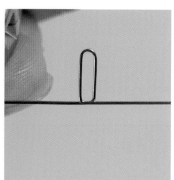

图 4-7-13 完成的垂直关闭曲

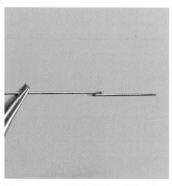

图 4-7-14 垂直向观,曲与弓丝保持在同一平面

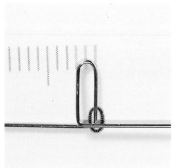

图 4-7-15 关闭曲的宽度约 2mm

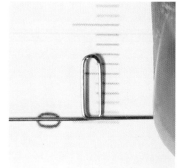

图 4-7-16 关闭曲的高度约 7mm

以下所示是带圈垂直关闭曲的弯制(图 4-7-17~ 图 4-7-25):

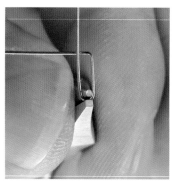

图 4-7-17 开始与垂直关闭曲的弯制相同,弯折半圆形后至两臂平行

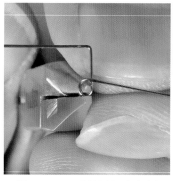

图 4-7-18 继续沿圆喙弯制

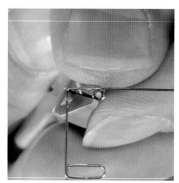

图 4-7-19 直至形成圈曲

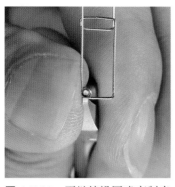

图 4-7-20　再继续沿圆喙弯制半圆形

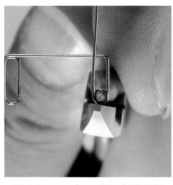

图 4-7-21　直至两垂直臂平行

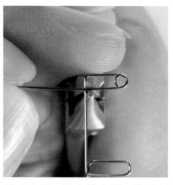

图 4-7-22　钳夹持在第二段垂直臂与起始端弓丝相交点的龈方

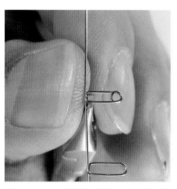

图 4-7-23　弯折直角，直至与起始端弓丝重叠成一条直线

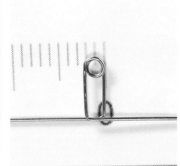

图 4-7-24　完成的带圈垂直关闭曲宽度约 2mm

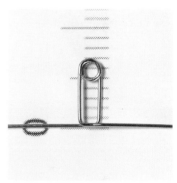

图 4-7-25　高度 7mm

6. 弓丝弯制完成的检验和调整

在临床使用过程中，弯制好的垂直关闭曲要首先放入患者口中检查是否合适。弓丝入槽结扎后，垂直关闭曲应该均匀地平行于牙齿以及黏膜表面，通常离开黏膜约 1mm，既不要压迫牙龈，又不要离开黏膜过远以免刺激黏膜。

垂直关闭曲的高度通常为 6-7mm，曲高度过高会刺激黏膜形成溃疡；曲高度过低会影响曲的弹性，如果因为前庭沟过浅或刺激系带等原因不得不降低曲的高度时，可以考虑应用带圈垂直曲，通过增加弓丝长度而增加弓丝弹性。

如果没有垂直向调整的特殊考虑，垂直关闭曲的水平两臂应该在一个平面上。

关闭间隙时，垂直关闭曲的位置应尽量靠近间隙近中的牙齿，这样可以留出足够的加力空间。

临床上后抽弓丝加力，关闭间隙时一般每次后抽 1mm，或以垂直关闭曲的近远中壁交叉为标准。

关闭间隙的过程中可以将弹力牵引挂在垂直闭合曲上。

7. 临床治疗中垂直关闭曲的安放

（1）用 Typodont 演示垂直关闭曲的安放。

上颌弯制带圈垂直关闭曲,下颌弯制垂直关闭曲,末端弯制欧米茄曲,欧米茄曲的位置尽量靠近第二前磨牙托槽远中缘。加力时配合磨牙带环上的牵引钩与欧米茄曲加力结扎,达到关闭曲加力的效果,关闭拔牙间隙(图 4-7-26~ 图 4-7-31)。临床上也可以不弯制欧米茄曲,直接末端弓丝回弯加力。

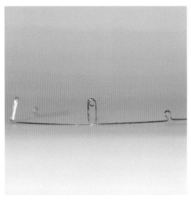

图 4-7-26　上颌弯制带圈垂直关闭曲,末端弯制欧米茄曲

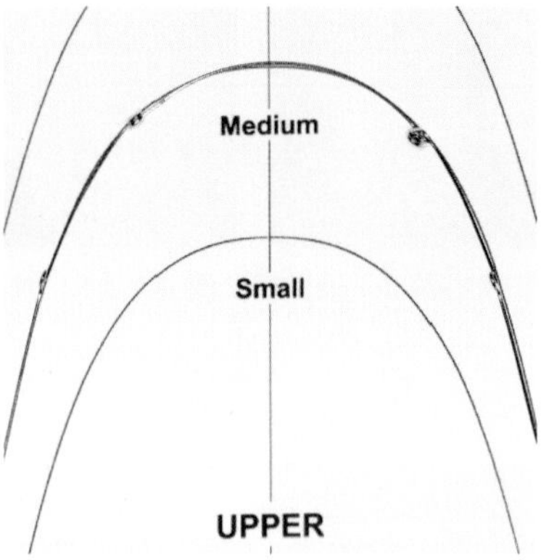

图 4-7-27　形成上颌标准弓丝形态

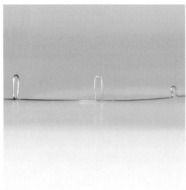

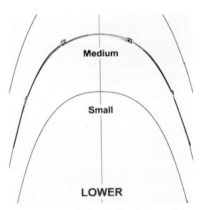

图 4-7-28　下颌弯制垂直关闭曲,末端弯制欧米茄曲

图 4-7-29　形成下颌标准弓丝形态

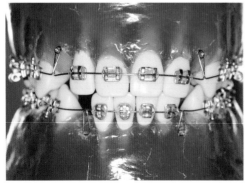

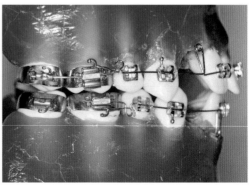

图 4-7-30　上下颌弓丝放入托槽就位,末端欧米茄曲向后结扎加力,垂直曲的两臂成角(正面𬌗像)

图 4-7-31　同前(右侧𬌗像)

（2）临床病例未弯制欧米茄曲，直接末端弓丝回弯加力（图4-7-32~图4-7-34）。

（3）在应用不锈钢方丝弯制垂直关闭曲、关闭拔牙间隙时，因为加力时力量较大，临床上常会适当调整关闭曲的形状，如顶部增加圈曲（图4-7-35）或者将垂直曲弯制成泪滴状曲（图4-7-36）等，一定程度增加弓丝长度，使关闭曲加力的力量更柔和。

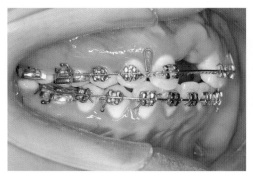

图4-7-32　上颌放置垂直关闭曲，末端弓丝回弯加力，关闭拔牙间隙（右侧𬌗像）

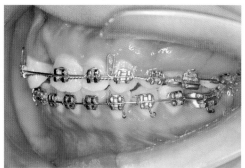

图4-7-33　同前（左侧𬌗像）

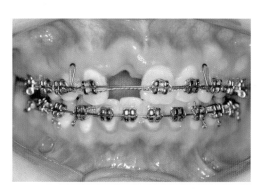

图4-7-34　同前（正面𬌗像）

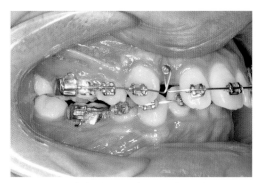

图4-7-35　弯制带圈垂直关闭曲，增加弓丝长度，使关闭曲加力的力量更柔和

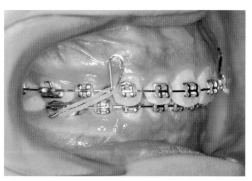

图4-7-36　弯制泪滴形关闭曲，增加弓丝长度，使关闭曲加力的力量更柔和

（杨雁琪　朱胜吉　李小彤）

八、T 形 曲

1. T形曲的形状（图 4-8-1）

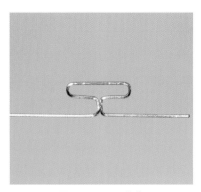

图 4-8-1　T 形曲

2. T 形曲的使用适应证

T 形曲的作用同垂直关闭曲。因曲的长度增加,因此弓丝的弹性更大。

3. 弯制工具的选用

可选用细丝钳、梯形钳或 Kim 钳。

4. 选择使用弓丝的形状和尺寸

T 形曲最常采用不锈钢方丝弯制,在 0.022 英寸槽沟系统常应用 0.019 英寸 ×0.025 英寸的不锈钢方丝弯制 T 形曲,以减小余隙、实现较好的转矩控制。应用 TMA 方丝可以获得更好的弹性。

5. T 形曲的弯制步骤、要点和技巧（图 4-8-2~ 图 4-8-22）

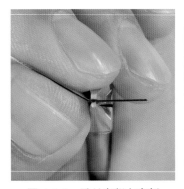

图 4-8-2　弓丝向龈方弯折

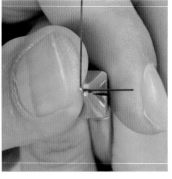

图 4-8-3　成直角,形成第一个垂直臂

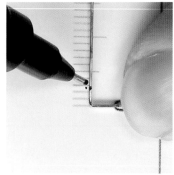

图 4-8-4　3mm 处作标记

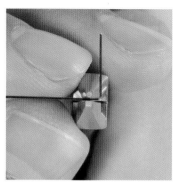

图 4-8-5 钳夹持在标记处

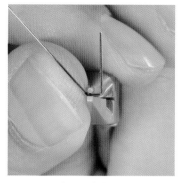

图 4-8-6 沿圆喙向起始端方向弯折

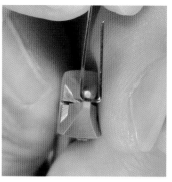

图 4-8-7 至与起始端弓丝平行

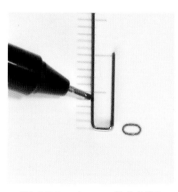

图 4-8-8 在 4mm 处作标记

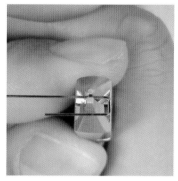

图 4-8-9 钳夹持在标记处

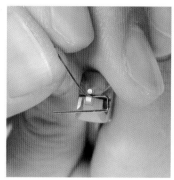

图 4-8-10 沿圆喙向龈方弯折 30°

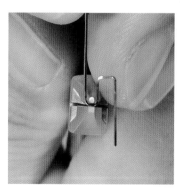

图 4-8-11 调整钳夹持的部位继续弯折,成半圆形,至与起始端弓丝、第一个水平臂平行

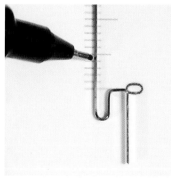

图 4-8-12 在距离第一个垂直臂 4mm 处作标记

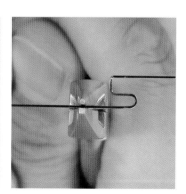

图 4-8-13 钳夹持在标记处

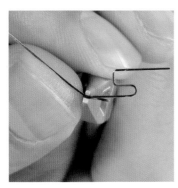

图 4-8-14 沿圆喙向龈向弯折

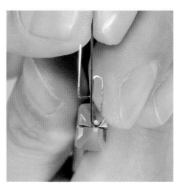

图 4-8-15 弯制成半圆形,至与第一个水平臂重叠

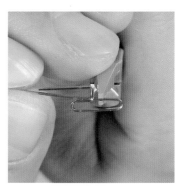

图 4-8-16 钳夹持在与第一个垂直臂交点距离 1mm 处

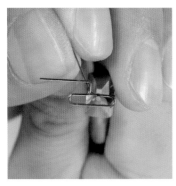

图 4-8-17 沿方喙向龈向弯折

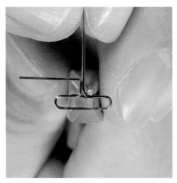

图 4-8-18 成直角,形成第二个垂直臂,与第一个垂直臂紧贴且在一个平面上

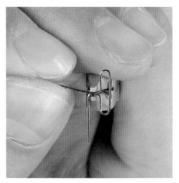

图 4-8-19 钳夹持在与起始端弓丝交点的龈方,沿方喙向远离起始端方向弯折

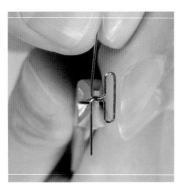

图 4-8-20 成直角,与起始端弓丝成一条直线

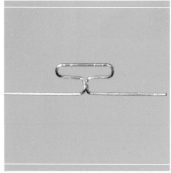

图 4-8-21 弯制完成的 T 形曲

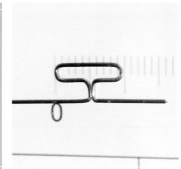

图 4-8-22 完成 T 形曲宽度约 10mm

6. T形曲弯制完成的检验和调整

弯制好的 T 形曲应该与弓丝平面垂直,从垂直向观,弓丝应该为一条直线。

如果没有垂直向调整的特殊考虑,T 形曲的两水平臂应该在一个平面上。

弓丝入槽结扎后,T 形曲应该均匀地平行于牙齿以及黏膜表面,既不要压迫牙龈,又不要离开黏膜过远以免刺激黏膜。

有时 T 形曲位于牙弓转角时容易过于突出而刺激牙龈,这是可以将 T 形曲适当调整出弧度使其适应牙弓的弧度。

T 形曲的高度要适当,曲高度过高会刺激黏膜形成溃疡;曲高度过低会影响曲的弹性,且有可能与邻牙托槽发生干扰。

关闭间隙时,T 形曲的位置应尽量靠近间隙近中的牙齿,这样可以留出足够的加力空间。

临床上后抽弓丝加力,关闭间隙时一般每次后抽 1mm。因此未加力时 T 形曲的近远中壁应该并在一起,这样可以准确的判断加力后抽的量。

关闭间隙的过程中可以将弹力牵引挂在 T 形曲上。

7. 临床治疗中的弓丝安放

以下 Typodont 演示 T 形曲的临床应用(图 4-8-23~ 图 4-8-28)。

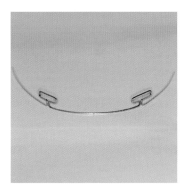
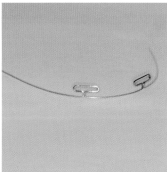
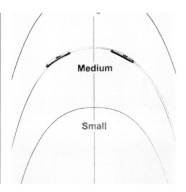

图 4-8-23 弯制完成的带有 T 形曲的上颌弓丝(正面观)　　**图 4-8-24** 同前(侧面观)　　**图 4-8-25** 弯制完成的带有 T 形曲的弓丝具有标准弓丝形态(上颌)

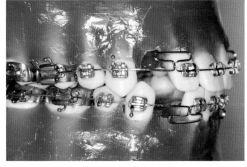
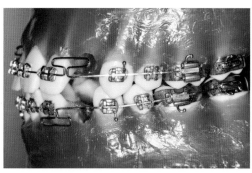

图 4-8-26 弯制完成的带有 T 形曲的上下颌弓丝放入托槽就位(右侧观)　　**图 4-8-27** 同前(左侧观)

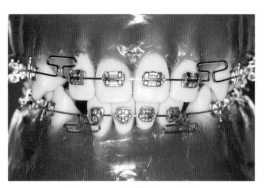

图 4-8-28　同前（正面观）

（杨雁琪　朱胜吉　李小彤）

九、靴 形 曲

1. 靴形曲的形状（图 4-9-1）

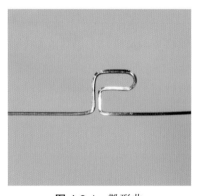

图 4-9-1　靴形曲

2. 靴形曲的使用适应证

靴形曲作为关闭曲的作用和 T 形曲相同。因曲的长度较 T 形曲短，相应弓丝的刚度大些。

在片段弓丝技术中，尖牙唇向，需要先用带关闭曲的片段弓将其向远中移动后再排齐，避免切牙唇倾。这时通常可以选择靴形曲作关闭曲，相较 T 形曲少了一半结构，更容易避免对黏膜的刺激。

靴形曲的另一个重要用途是在 MEAW 矫治技术中的应用，见第 5 章的相关部分。

3. 弯制工具的选用

可选用细丝钳、梯形钳或 Kim 钳。

4. 选择使用弓丝的形状和尺寸

靴形曲最常采用不锈钢方丝弯制，与 T 形曲相同。

5. 靴形曲的弯制步骤、要点和技巧（图 4-9-2~ 图 4-9-16）

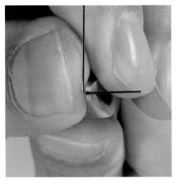

图 4-9-2　沿钳的方头弯制直角

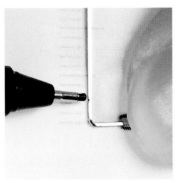

图 4-9-3　在距离弯折部位 2mm 处作标记

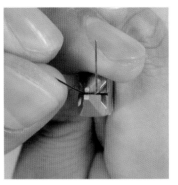

图 4-9-4　钳夹持在标记处，沿钳的圆头向弓丝起始端弯折

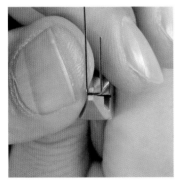

图 4-9-5　弯折成 90°

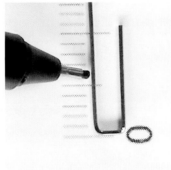

图 4-9-6　在距离弯折部位 6mm 处作标记

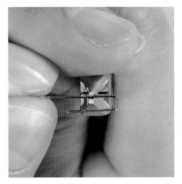

图 4-9-7　钳夹持在标记处，圆头在远起始端方向

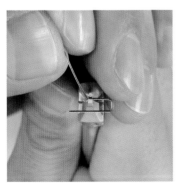

图 4-9-8　沿圆头弯折

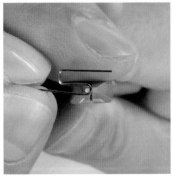

图 4-9-9　调整钳夹持部位，弯折成半圆形

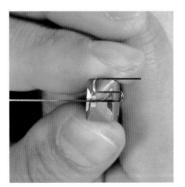

图 4-9-10　钳夹持在弓丝与垂直臂延长线的交点上，圆头在近起始端方向

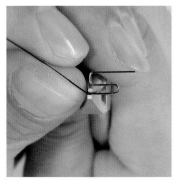

图 4-9-11　沿圆头向起始端弓丝方向弯折约 80° 后,将钳子向远中微移,再做一个 10° 的弯曲形成一个弧形弯,最后使曲的前后臂尽量平行贴合

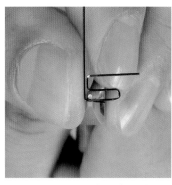

图 4-9-12　形成第二条垂直臂,两条垂直臂平行,近贴合

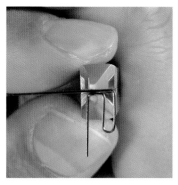

图 4-9-13　钳夹持两垂直臂的紧靠起始端弓丝的一端,方头在远起始端方向

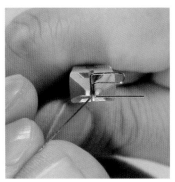

图 4-9-14　沿方头弯折

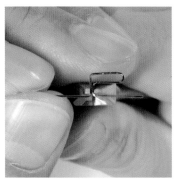

图 4-9-15　弯折成 90°,与起始端弓丝在一条直线

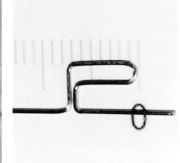

图 4-9-16　弯制完成的靴形曲长度约为 7mm

6. 靴形曲弯制完成的检验和调整

弯制好的靴形曲要求应与 T 形曲相同。

7. 临床治疗中的弓丝安放

以下是临床用靴形曲拉尖牙向后的病例(图 4-9-17~ 图 4-9-19)

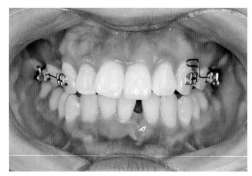

图 4-9-17　临床病例应用靴形曲拉尖牙向后(正面殆像)

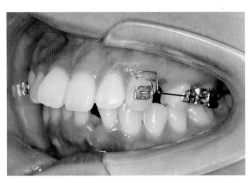 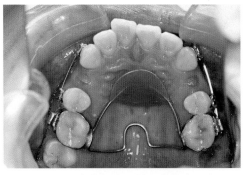

图 4-9-18 临床病例应用靴形曲拉尖牙向后 （左侧𬌗像）

图 4-9-19 临床病例应用靴形曲拉尖牙向后时 增强后牙支抗（上𬌗面像）

（李小彤）

十、小 圈 曲

1. 小圈曲的形状（图 4-10-1）

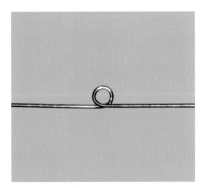

图 4-10-1 小圈曲

2. 小圈曲的使用适应证
主要用于挂颌间牵引用。

3. 弯制工具的选用
应用细丝钳。

4. 选择使用弓丝的形状和尺寸
一般应用于 0.016 英寸或 0.018 英寸的不锈钢圆丝。

5. 小圈曲的弯制步骤、要点和技巧（图4-10-2~图4-10-7）

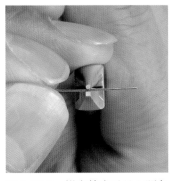

图4-10-2 钳夹持在弓丝上预备弯制小圈曲的位置

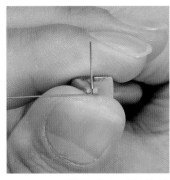

图4-10-3 沿圆喙左手拇指辅助向龈方弯折90°

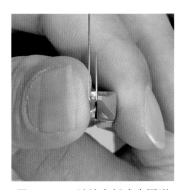

图4-10-4 继续弯折成半圆形

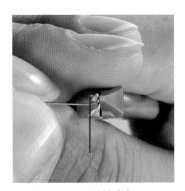

图4-10-5 继续弯折90°

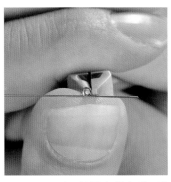

图4-10-6 调整钳夹持部位，继续弯折成圆形，与起始端弓丝成一条直线

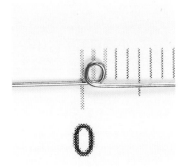

图4-10-7 弯制完成小圈曲

6. 小圈曲弯制完成的检验和调整

弓丝弯制完成后放入口内要注意小圈曲的位置不要与托槽有干扰。

小圈曲不要过大，以免刺激软组织。

小圈曲与弓丝位于同一平面。

小圈曲两侧的弓丝应位于一条直线。

弯制小圈曲后仍要维持基本弓形形态。

7. 临床治疗中小圈曲的安放

以下Typodont演示上下颌带小圈曲弓丝的安放（图4-10-8~图4-10-18）。

上下颌在侧切牙远中弯制小圈曲，上颌举例小圈曲在弓丝颊侧，即曲与主弓丝在一个平面上；下颌举例为小圈曲在主弓丝龈方，即曲垂直于主弓丝平面。

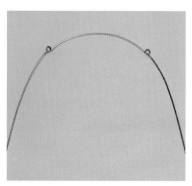

图 4-10-8 上颌在侧切牙远中弯制小圈曲,小圈曲在弓丝颊侧

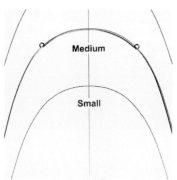

图 4-10-9 具有上颌标准弓丝形态

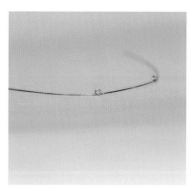

图 4-10-10 下颌在侧切牙远中弯制小圈曲,小圈曲在弓丝龈方

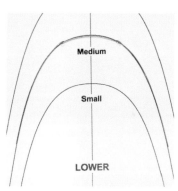

图 4-10-11 具有下颌标准弓丝形态

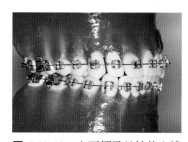

图 4-10-12 上下颌弓丝结扎入槽(右侧𬌗像)

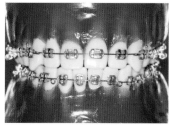

图 4-10-13 同前(正面𬌗像)

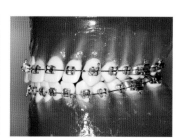

图 4-10-14 同前(左侧𬌗像)

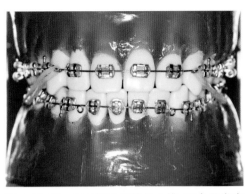

图 4-10-15 上下颌弓丝结扎入槽,配合Ⅱ类牵引(正面殆像)

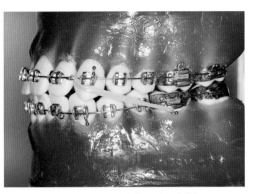

图 4-10-16 同前(左侧殆像)

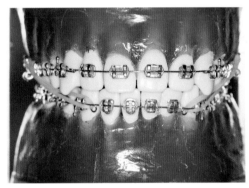

图 4-10-17 上下颌弓丝结扎入槽,配合Ⅲ类牵引(正面殆像)

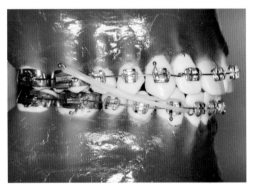

图 4-10-18 同前(右侧殆像)

（杨雁琪 朱胜吉 李小彤）

十一、人字形曲

1. 人字形曲的形状（图 4-11-1）

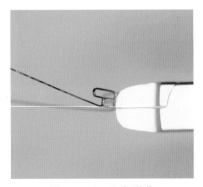

图 4-11-1 人字形曲

2. 人字形曲的使用适应证

用于实现对牙齿的垂直向控制,打开咬合,以及关闭间隙过程中预防前牙伸长、覆船加深。通常加在关闭曲上,如 T 形曲、靴形曲、垂直关闭曲等。

3. 弯制工具的选用

常选用细丝钳以及转矩钳。

4. 选择使用弓丝的形状和尺寸

常应用于关闭间隙时带关闭曲的不锈钢方丝或 TMA 方丝上。

5. 人字形曲的弯制步骤、要点和技巧

(1) 在弓丝上标记需要弯制人字形曲的位置,一般加在关闭曲上。

(2) 用转矩钳或者细丝钳夹持弓丝,将钳喙近中部分弓丝向龈向弯折一定角度。

(3) 弯制完成后关闭曲的近远中臂成人字形。

6. 人字形曲弯制完成的检验和调整

人字形曲的大小根据覆船深浅定。需要打开咬合时,人字形曲角度可稍大;用于回收前牙、防止覆船加深时,可以适当减小人字形曲角度。

检查两侧弓丝弯制是否对称,弓丝的形态是否有改变。

7. 临床治疗中人字形曲的安放(图 4-11-2~ 图 4-11-7)

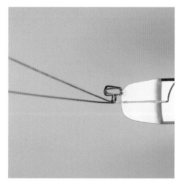
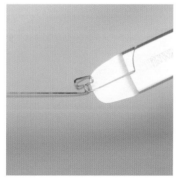
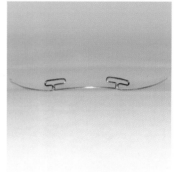

图 4-11-2　一侧人字形曲弯制成,与对此弓丝形成角度

图 4-11-3　两侧人字形曲弯制成,检查人字形曲形成的角度

图 4-11-4　同前,正面观

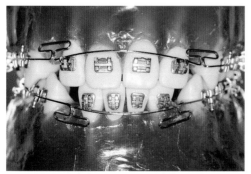
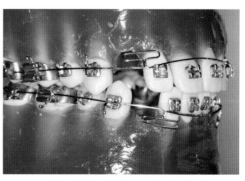

图 4-11-5　弓丝末端放入磨牙颊面管内,前部弓丝位于前牙托槽的龈方(正面观)

图 4-11-6　同前(右侧面观)

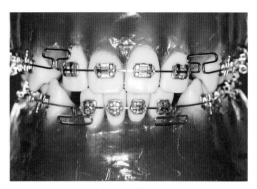

图 4-11-7　前部弓丝结扎入槽(正面观)

（杨雁琪　朱胜吉）

十二、滑　动　杆

1. 滑动杆的形状（图 4-12-1）

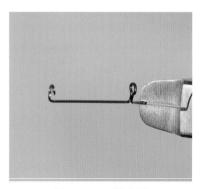

图 4-12-1　滑动杆

2. 滑动杆的使用适应证

用于Ⅱ类错𬌗的矫正。通过将Ⅱ类颌间牵引的力量传递至上颌磨牙,推上颌磨牙向远中,达到矫正Ⅱ类磨牙关系的目的。

3. 弯制工具的选用

通常选用细丝钳或梯形钳。

4. 选择使用弓丝的形状和尺寸

常用 0.016 英寸×0.022 英寸到 0.018 英寸×0.025 英寸的不锈钢方丝。

5. 滑动杆的弯制步骤、要点和技巧(图 4-12-2~ 图 4-12-37)

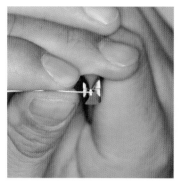

图 4-12-2 钳夹持在弓丝起始端

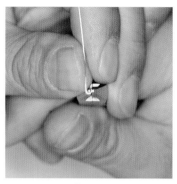

图 4-12-3 沿圆喙弯制半圆形

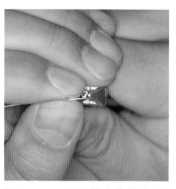

图 4-12-4 调整钳夹持部位,继续沿圆喙弯制

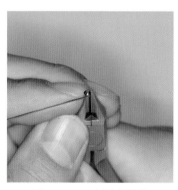

图 4-12-5 弯制成圈曲

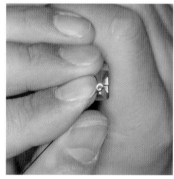

图 4-12-6 钳夹持在与起始端相交的部位,沿方喙反向弯折

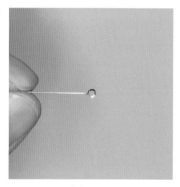

图 4-12-7 弯折后圈曲位于弓丝顶端

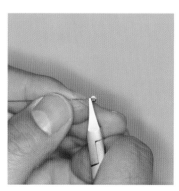

图 4-12-8 钳夹持在距离圈曲一个钳喙宽度的部位,钳与圈曲在同一平面

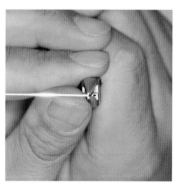

图 4-12-9 从钳喙方向观钳夹持的部位

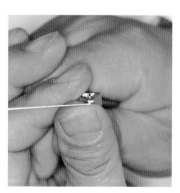

图 4-12-10 沿圆喙弯折直角,弓丝与圈曲平面垂直

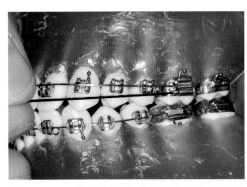

图 4-12-11 将已弯制完成的圈曲就位颊侧弓丝内,与磨牙颊面管近中相抵

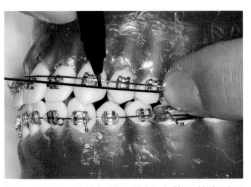

图 4-12-12 弓丝与唇弓平行,在第一前磨牙近中 3mm、近尖牙托槽远中处作标记

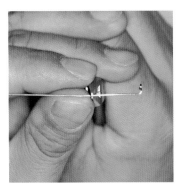

图 4-12-13 钳夹持在标记处

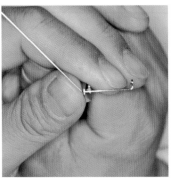

图 4-12-14 向龈方弯折

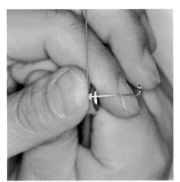

图 4-12-15 弯折直角

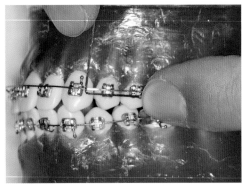

图 4-12-16 曲再次就位于颊侧弓丝,检查曲的位置

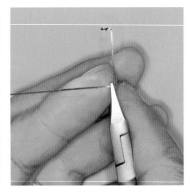

图 4-12-17 钳夹持在距弯折处龈方一个钳喙宽度的部位

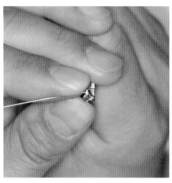

图 4-12-18 沿圆喙向颊侧（图中向下方）弯折

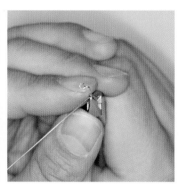

图 4-12-19 弯折 30°

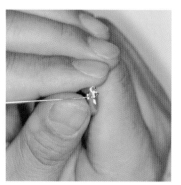

图 4-12-20 调整钳夹持部位于 30°弯处，圆喙在图中上方

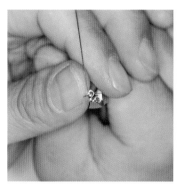

图 4-12-21 沿圆喙向舌侧（图中向上方）弯折

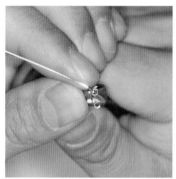

图 4-12-22 弯制成圈曲，并调整钳夹持部位，沿方喙反向弯折弓丝末端

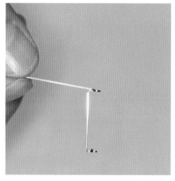

图 4-12-23 弓丝末端回到连接部分所在如图中的冠状面，两个圈曲处于水平面

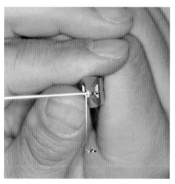

图 4-12-24 钳夹持在第二个圈曲与连接部分相交点的龈方

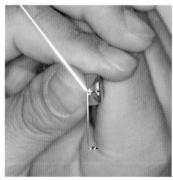

图 4-12-25 向近中（图中向上方）弯折

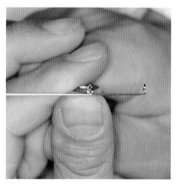

图 4-12-26 弯折至弓丝末端与连接部分成一条直线

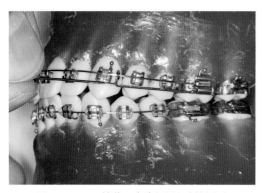

图 4-12-27　就位于颊侧弓丝后的展示

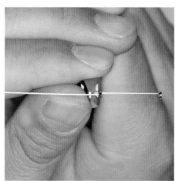

图 4-12-28　钳夹持在距离第二个圈曲 3mm 处,钳喙方向垂直于𬌗平面,朝向龈方

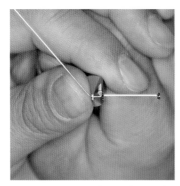

图 4-12-29　向舌侧(图中向上方)弯折

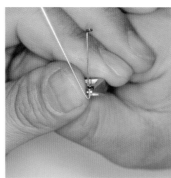

图 4-12-30　弯折超过 90°

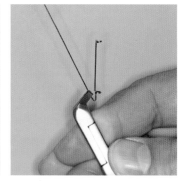

图 4-12-31　距离弯折处 3mm 切断弓丝

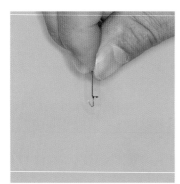

图 4-12-32　弓丝切断后

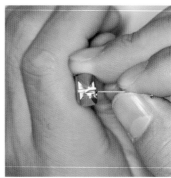

图 4-12-33　用钳夹住弯折前后的两臂

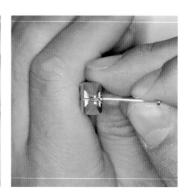

图 4-12-34　将两臂夹紧、贴合,形成牵引钩部分

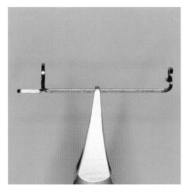 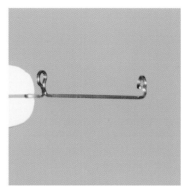

图 4-12-35　弯制完成的滑动杆　**图 4-12-36**　弯制完成的滑动杆
（侧面观）　（侧面 45°角观）

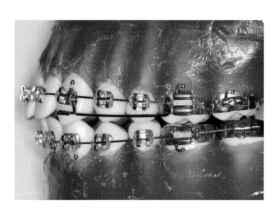

图 4-12-37　弯制完成的滑动杆就位于颊侧弓丝

6. 滑动杆弯制完成的检验和调整

弯制完成的滑动杆在置入患者口内时,应该可以自由滑动。滑动杆的远端抵在磨牙颊面管近中时,前部的牵引钩应该离开第一前磨牙近中 3mm,保证具有足够的空间远中移动磨牙。滑动杆中间的连接部分可以在颊侧主弓丝殆方,也可以在龈方,距离主弓丝 1~3mm,沿着主弓丝走行,尽量减少对黏膜的刺激。

前部的牵引钩不应对黏膜形成刺激,临床上牵引钩也可以向殆向弯制。

7. 临床治疗中滑动杆的安放

（1）以下 Typodont 演示滑动杆的安放（图 4-12-38~ 图 4-12-43）。

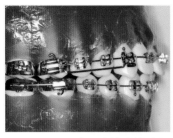

图 4-12-38 双侧上颌弯制完成的滑动杆就位于颊侧弓丝（右侧殆像）

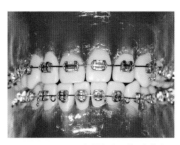

图 4-12-39 同前（正位殆像）

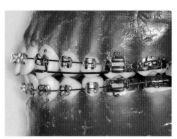

图 4-12-40 同前（左侧殆像）

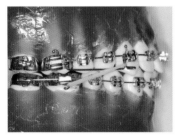

图 4-12-41 滑动杆配合Ⅱ类牵引推上颌磨牙向远中（右侧殆像）

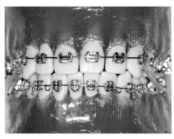

图 4-12-42 同前（正位殆像）

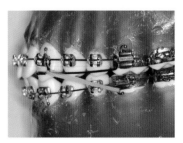

图 4-12-43 同前（左侧殆像）

　　(2) 临床实例（图 4-12-44，图 4-12-45）及将滑动杆的连接部分弯制在颊侧主弓丝龈方的病例（图 4-12-46，图 4-12-47）。

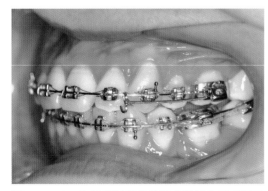

图 4-12-44 上颌弯制完成的滑动杆就位于颊侧弓丝（左侧殆像）

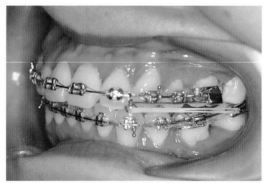

图 4-12-45 配合Ⅱ类牵引推上颌磨牙向远中（左侧殆像）

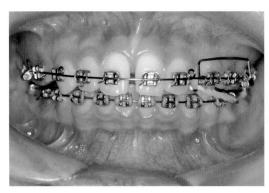

图 4-12-46 上颌弯制滑动杆,配合Ⅱ类牵引推上颌磨牙向远中(正位殆像)

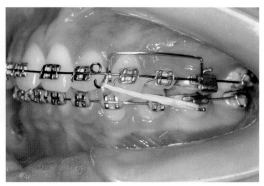

图 4-12-47 同前(左侧殆像)

(李小彤 杨雁琪 朱胜吉)

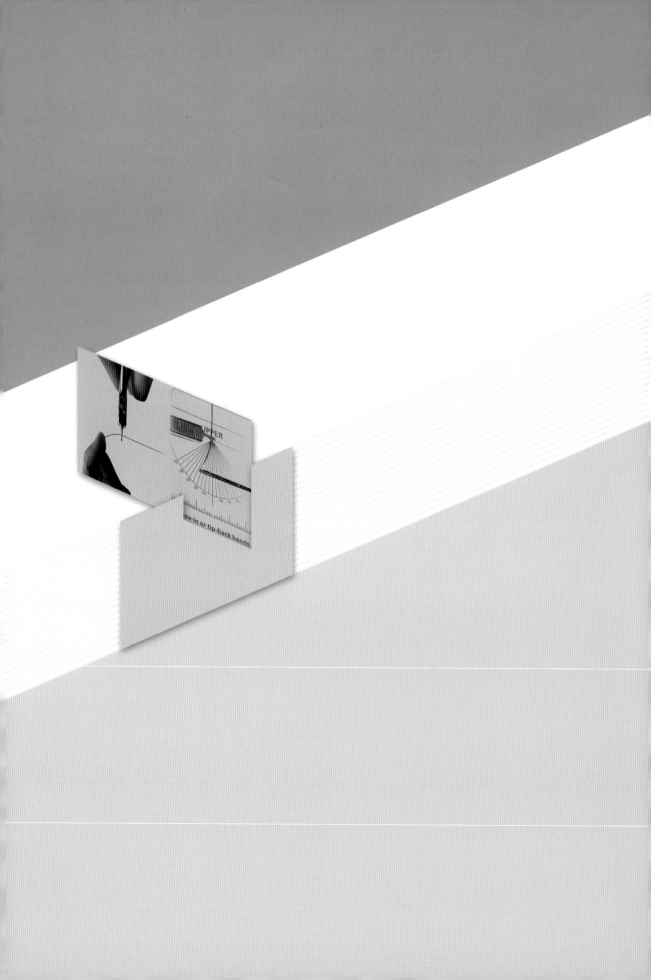

第五章

MEAW 弓丝的弯制和应用

多曲方丝弓矫治技术（multi-loop edgewise arch wire，MEAW）是由美籍韩裔正畸学家 Dr. Young H. Kim 在标准方丝弓矫治技术的基础上提出并发展起来的一种正畸固定矫治技术。该技术自 20 世纪 70 年代问世以来，经过不断的发展和完善，从开始只是应用于开𬌗病例，发展至今已形成一套独立的诊断和矫治体系，广泛用于各种临床常见的错𬌗畸形，特别是对各种骨性错𬌗畸形的正畸治疗，在牙齿的三维移动上体现了明显的优势。

传统的 MEAW 技术采用的是在 0.018 英寸槽沟系统内使用 0.016 英寸 ×0.022 英寸的不锈钢方丝弯制的多曲弓丝，随着直丝弓矫治器和 0.022 英寸槽沟系统的流行，现在已经变通为在 0.022 英寸槽沟的直丝弓矫治器上，使用 0.018 英寸 ×0.025 英寸的不锈钢方丝弯制多曲。所以本章中的示教和临床病例均采用此型号弓丝进行弯制和治疗。

一、基本 MEAW 弓丝的弯制

1. 主要工具和器械

Kim 钳、三喙钳、弓丝成形器、转矩钳、0.018 英寸 × 0.025 英寸不锈钢方丝、记号笔和患者的石膏模型。

2. 靴形曲的弯制

靴形曲是多曲弓丝的基本弯制单位,因此练习和掌握靴形曲的弯制为 MEAW 弓丝弯制的基础。靴形曲的弯制可参见第四章的内容。

3. 上颌和下颌多曲弓丝的弯制

以下以上颌 MEAW 弓丝弯制过程为例(图 5-1-1~ 图 5-1-30),为方便操作者模仿,注意下面拍摄的镜头方向主要是从操作者的视线方向观。

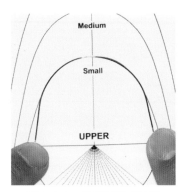

图 5-1-1　前牙段形成弓形

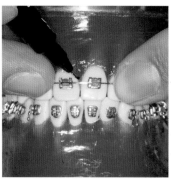

图 5-1-2　确定中点位置

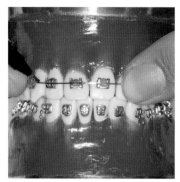

图 5-1-3　在右侧侧切牙和尖牙间作标记

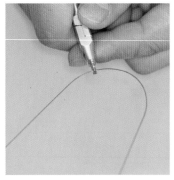

图 5-1-4　Kim 钳从弓形外侧夹持在右侧侧切牙和尖牙间标记处,Kim 钳的方喙置于弓丝龈方,此图显示从𬌗面观

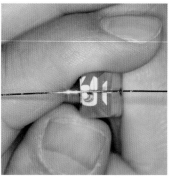

图 5-1-5　此图显示弓形内侧观,同前显示钳夹持在标记处,Kim 钳的方喙置于弓丝龈方(即图中上方),钳喙左侧为前牙段部分弓丝

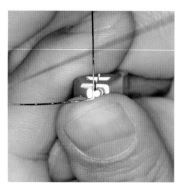

图 5-1-6　左手拇指沿 Kim 钳的方喙,将前牙段部分弓丝向龈方弯折 90°

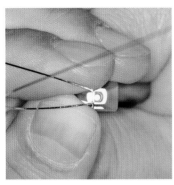

图 5-1-7　用钳头的第三个阶梯（约 2.75mm 厚）紧靠水平弓丝夹住，方喙朝向近中，将弓丝紧贴方喙向近中弯折

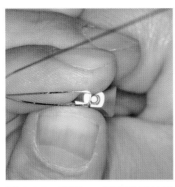

图 5-1-8　弯折 90° 后两段弓丝应该是平行的

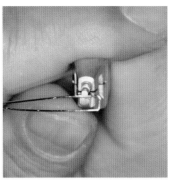

图 5-1-9　钳头向近中移动约 4.0~5.0mm，用 Kim 钳的第一个阶梯夹住弓丝，圆喙朝向龈方

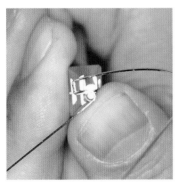

图 5-1-10　沿圆喙弯制半圆形

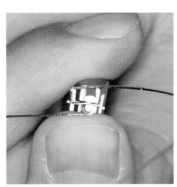

图 5-1-11　直至水平臂相互平行

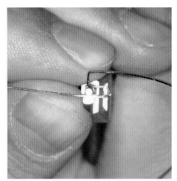

图 5-1-12　钳夹持在水平臂与垂直臂延长线的交点上，圆头位于殆方

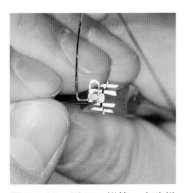

图 5-1-13　用 Kim 钳第一个阶梯的圆喙做一个向殆方的 80° 弯曲，将钳子向远中微移，再做一个 10° 的弯曲形成一个弧形弯，最后使曲的前后臂尽量平行贴合，并保持在同一平面上

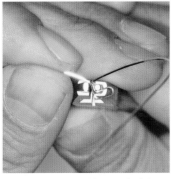

图 5-1-14　钳夹持两垂直臂与主弓丝相交点的稍龈方，向龈方、后牙段弯折 90°

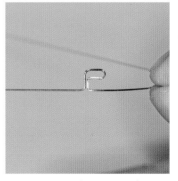

图 5-1-15　远中段弓丝回复弓丝平面，形成第一个靴形曲（唇侧观）

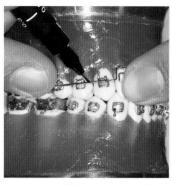

图 5-1-16 同理，在尖牙和第一前磨牙间作标记

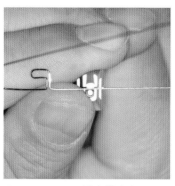

图 5-1-17 Kim 钳夹持在标记处，Kim 钳的方喙置于弓丝龈方（牙弓内侧观）

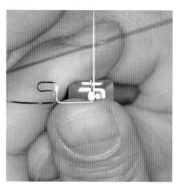

图 5-1-18 左手拇指沿 Kim 钳的方喙，将前牙段部分弓丝向龈方弯折 90°

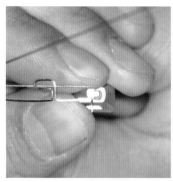

图 5-1-19 钳夹持部位不变，左手示指沿 Kim 钳的方喙向𬌗方弯折 90°

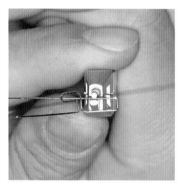

图 5-1-20 Kim 钳夹持在距离弯折处 7mm 处，圆喙位于龈方，也可以夹持在使两个曲之间刚好能容下 Kim 钳方喙的位置

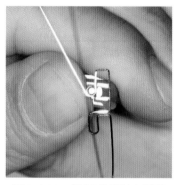

图 5-1-21 沿圆喙弯制半圆形

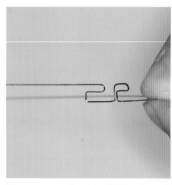

图 5-1-22 直至水平臂与弓丝平面相互平行（唇侧观）

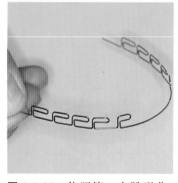

图 5-1-23 依照第一个靴形曲，弯制完成第二到第五个（即不拔牙病例第一和第二磨牙间）靴形曲，左侧同理弯制完成；也可两侧的曲交替进行弯制，以便于调整弓丝的对称性

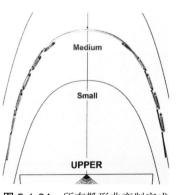

图 5-1-24 所有靴形曲弯制完成后，前后牙段形成标准弓形形态

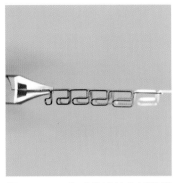

图 5-1-25　此时的弓丝入托槽部分应该在一个平面上,且没有转矩,检查前牙段转矩

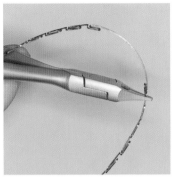

图 5-1-26　钳夹持在第一和第二个靴形曲间的弓丝

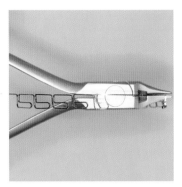

图 5-1-27　检查转矩

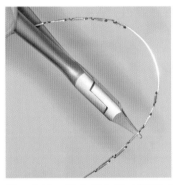

图 5-1-28　钳夹持在第二和第三个靴形曲间的弓丝

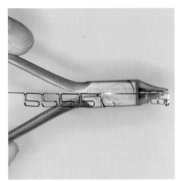

图 5-1-29　检查转矩

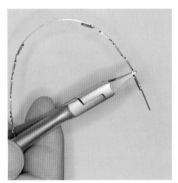

图 5-1-30　同理,检查其余靴形曲间弓丝的转矩

　　下面开始调整每个靴形曲唇(颊)舌侧的位置(图 5-1-31~ 图 5-1-54),防止放入口内时刺激唇颊黏膜或压迫牙龈。目标在于,第一个靴形曲稍位于牙弓舌侧,磨牙段的靴形曲在牙弓颊侧,但主弓丝部分仍然保持牙弓形态。

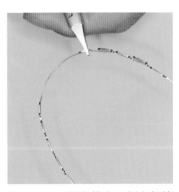

图 5-1-31　钳夹持在上颌右侧第一个靴形曲的近中(龈方观)

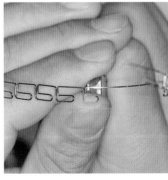

图 5-1-32　牙弓内侧观,钳夹持住上颌右侧第一个靴形曲的近中,左手拇指将曲向牙弓内侧(即近操作者方向)压入少许

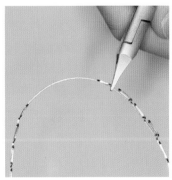

图 5-1-33　调整钳夹持部位,在上颌右侧第一个靴形曲的远中(龈方观)

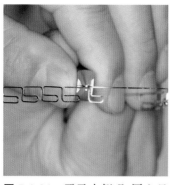

图 5-1-34　牙弓内侧观,同上显示钳夹持在上颌右侧第一个靴形曲的远中

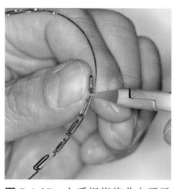

图 5-1-35　左手拇指将曲向牙弓外侧压出少许

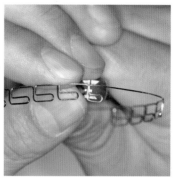

图 5-1-36　钳夹持在第一个靴形曲的两垂直臂,调整并保持曲近远中主弓丝部分在一直线上,至此第一个靴形曲的位置调整完毕

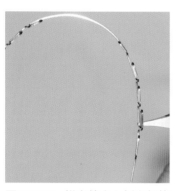

图 5-1-37　钳夹持在上颌右侧第四个靴形曲(即第一磨牙近中的靴形曲)的近中(龈方观)

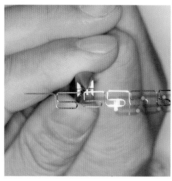

图 5-1-38　牙弓内侧观,同前显示钳夹持在上颌第一磨牙近中的靴形曲的近中

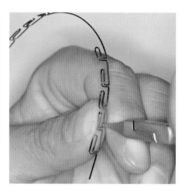

图 5-1-39　左手拇指将曲向牙弓外侧压出少许

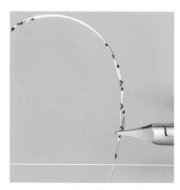

图 5-1-40　调整钳夹持部位,在上颌第一磨牙近中的靴形曲的远中(龈方观)

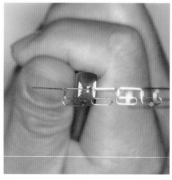

图 5-1-41　牙弓内侧观,同前显示钳夹持在上颌第一磨牙近中的靴形曲的远中

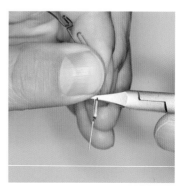

图 5-1-42　左手拇指和示指固定住靴形曲,握持钳的右手将牙弓后端向龈方旋转

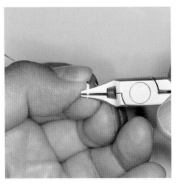

图 5-1-43　同上,从牙弓后端观,右手握持的钳子逆时针旋转,直至消除转矩

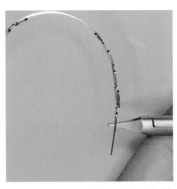

图 5-1-44　钳夹持在上颌右侧第五个靴形曲(即第二磨牙近中的靴形曲)的近中(龈方观)

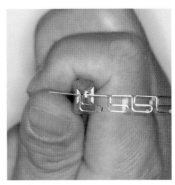

图 5-1-45　牙弓内侧观,同前显示钳夹持在上颌第二磨牙近中的靴形曲的近中

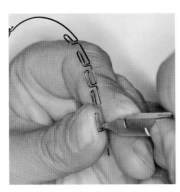

图 5-1-46　左手拇指将曲向牙弓外侧压出少许

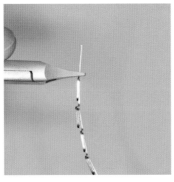

图 5-1-47　调整钳夹持部位,在上颌第二磨牙近中的靴形曲的远中(龈方观)

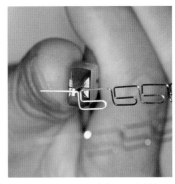

图 5-1-48　牙弓内侧观,同前显示钳夹持在上颌第二磨牙近中的靴形曲的远中

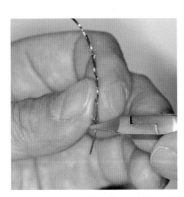

图 5-1-49　左手拇指和示指固定住靴形曲,握持钳的右手将牙弓后端向龈方旋转

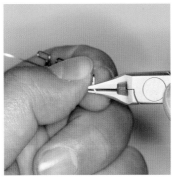

图 5-1-50　同前,从牙弓后端观,右手握持的钳子逆时针旋转,直至消除转矩

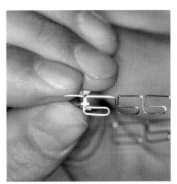

图 5-1-51　钳夹持在上颌第二磨牙近中的靴形曲的两垂直臂,调整并保持曲近远中主弓丝部分在一直线上

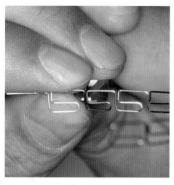

图 5-1-52　同上调整上颌第一磨牙近中的靴形曲的主弓丝部分在一直线上

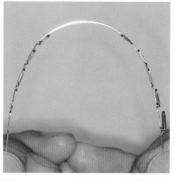

图 5-1-53　至此上颌右侧靴形曲调整完毕

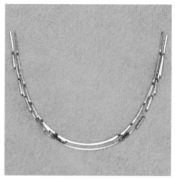

图 5-1-54　上下弓形的匹配：在上下颌多曲弓丝弯制完成后，要检查并调整使上下弓丝相匹配

二、配合关闭开𬌗的 MEAW 弓丝

临床中经典的用于关闭开𬌗的多曲弓丝为上下摇椅形，前方加上垂直牵引用以拮抗前牙压低的力，合力使上下前牙伸长，而后牙得以远中直立（图 5-2-1）。此用途多曲弓丝的基本弯制如前所述，但需要调整成带有摇椅形态的 MEAW 弓丝。

前面讲述了上颌摇椅形多曲弓丝的弯制，下颌弓丝同理。

1. **加后倾曲、弯制带摇椅形的 MEAW 弓丝**（图 5-2-2~ 图 5-2-10）。

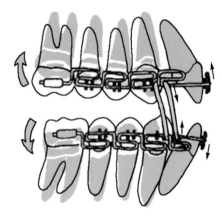

图 5-2-1　多曲弓丝矫治开𬌗的原理示意图

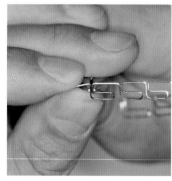

图 5-2-2　加后倾曲。钳夹持在上颌右侧第二磨牙近中的靴形曲的两垂直臂（牙弓内侧观），将弓丝远中段向龈方弯折

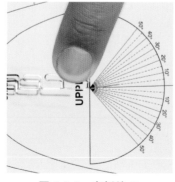

图 5-2-3　弯折约 5°

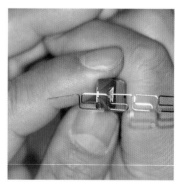

图 5-2-4　弯制完成的第二磨牙部分的后倾曲

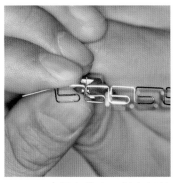

图 5-2-5 钳夹持在上颌右侧第一磨牙近中的靴形曲的两垂直臂

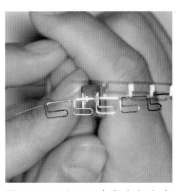

图 5-2-6 弓丝远中段向龈方弯制 5°后倾曲

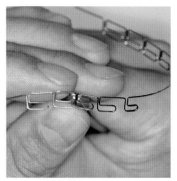

图 5-2-7 同样，钳夹持在上颌右侧第二前磨牙近中的靴形曲的两垂直臂

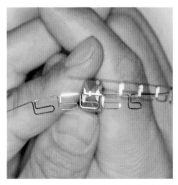

图 5-2-8 弓丝远中段向龈方弯制 5°后倾曲

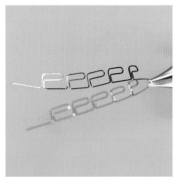

图 5-2-9 上颌右侧后牙段后倾曲弯制完成

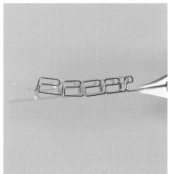

图 5-2-10 同前，与左侧未加后倾曲部分的比较

2. 临床病例中应用（图 5-2-11~ 图 5-2-16）。

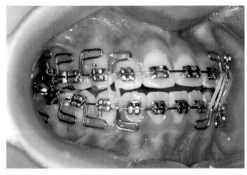

图 5-2-11 前牙开𬌗患者戴用 MEAW 弓丝的右侧𬌗像

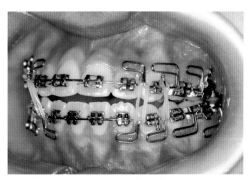

图 5-2-12 左侧𬌗像

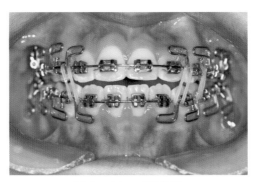

图 5-2-13　正面𬌗像

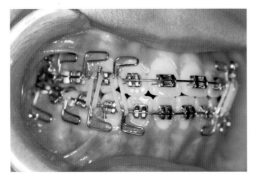

图 5-2-14　MEAW 弓丝戴用 2 个月后患者的右侧𬌗像

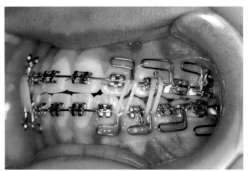

图 5-2-15　左侧𬌗像

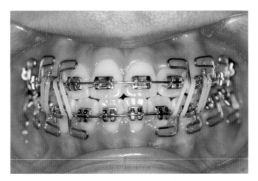

图 5-2-16　正面𬌗像

三、推磨牙向后的变异 MEAW 弓丝

推磨牙向后的变异 MEAW 弓丝（MEOW）是在标准的 MEAW 弓丝进行调整,增加了垂直曲。加力作用时可以同时打开水平曲和垂直曲,水平曲的打开类似加后倾曲的作用,垂直曲的打开类似增加牙弓长度的作用,配合前牙垂直牵引,以稳定前牙的位置,达到以前牙为支抗,磨牙得以远中移动。

下面举例介绍上颌 MEOW 弯制方法（图 5-3-1~ 图 5-3-30）,并模拟 Typodont 加力（图 5-3-31~ 图 5-3-36）。

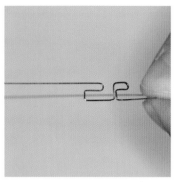

图 5-3-1　同常规弯制 MEAW 弓丝弯制上颌右侧第一个靴形曲,和弯制第二个靴形曲至水平臂相互平行

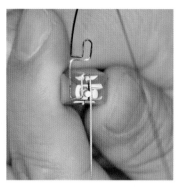

图 5-3-2　Kim 钳夹持在水平臂与垂直臂延长线的交点上,方喙位于龈方(牙弓内侧观)

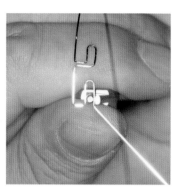

图 5-3-3　沿方喙向龈方弯折

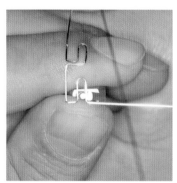

图 5-3-4　弯折 90°

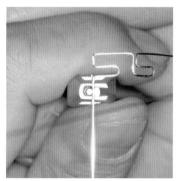

图 5-3-5　Kim 钳夹持在距前一个直角弯 5mm 处,圆喙位于远中侧

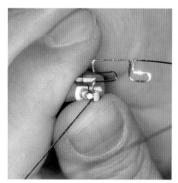

图 5-3-6　沿圆喙向远中弯折

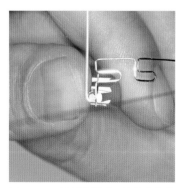

图 5-3-7　弯折半圆形,形成垂直臂

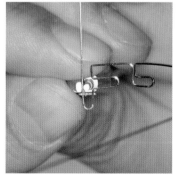

图 5-3-8　Kim 钳夹持在垂直臂上,方喙位于远中侧,方喙的𬌗向边缘平齐于第一个水平臂

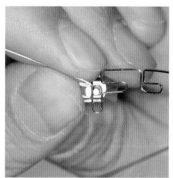

图 5-3-9　沿方喙向远中弯折

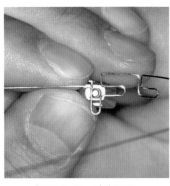

图 5-3-10　弯折 90°

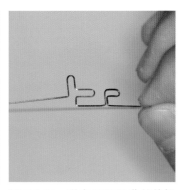

图 5-3-11　形成 MEOW 曲的前部

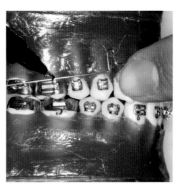

图 5-3-12　弓丝前牙部分在托槽内就位,在右侧第一磨牙颊面管近中作标记

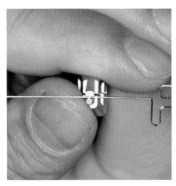

图 5-3-13　Kim 钳夹持在标记处,方喙位于殆方(图中的上方,从牙弓内侧观)

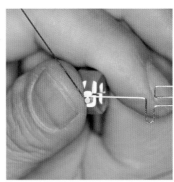

图 5-3-14　沿方喙向殆方弯折

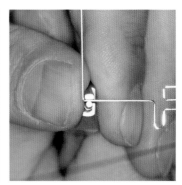

图 5-3-15　弯折 90°,形成垂直臂

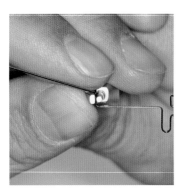

图 5-3-16　Kim 钳夹持在垂直臂,方喙位于远中侧,高度刚好是方喙的宽度

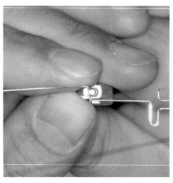

图 5-3-17　沿方喙向远中弯折 90°

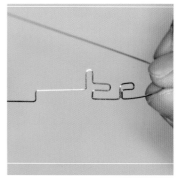

图 5-3-18　上颌右侧 MEOW 曲弯制完成

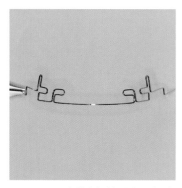

图 5-3-19　同样弯制形成双侧完整的 MEOW 曲弓丝（前面观）

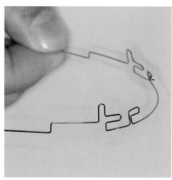

图 5-3-20　同前（侧面观）

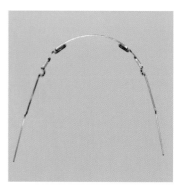

图 5-3-21　同前（龈方观）

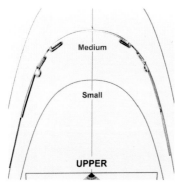

图 5-3-22　弯制完成的上颌变异 MEAW 曲弓丝具有标准弓形

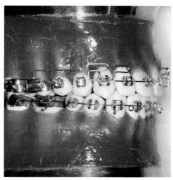

图 5-3-23　弯制完成的上颌变异 MEAW 曲弓丝，未加力前前牙入槽

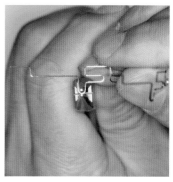

图 5-3-24　MEOW 曲弓丝加力，钳夹持在垂直曲的顶端（图中上方为殆方，弓丝内侧观）

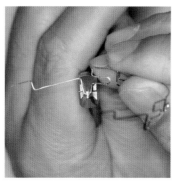

图 5-3-25　加力打开垂直曲，垂直臂分开一定角度

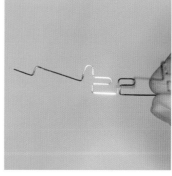

图 5-3-26　垂直曲打开后的弓丝

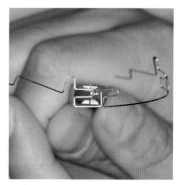

图 5-3-27　钳夹持在水平曲的顶端（图中上方为龈向，弓形外侧观）

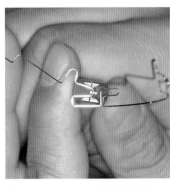

图 5-3-28 加力打开水平曲,水平臂分开一定角度

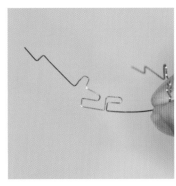

图 5-3-29 垂直曲、水平曲打开后的弓丝

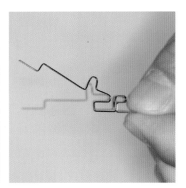

图 5-3-30 与左侧未加力的弓丝部分比较

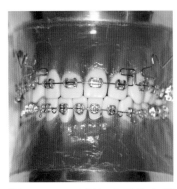

图 5-3-31 双侧加力后的上颌 MEOW 曲弓丝前牙段入槽时的情形(正面观)

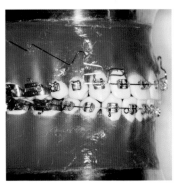

图 5-3-32 同前(右侧面观)

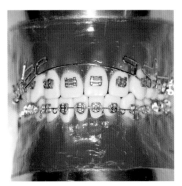

图 5-3-33 后牙段入槽时的情形(正面观)

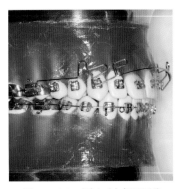

图 5-3-34 同上(右侧面观)

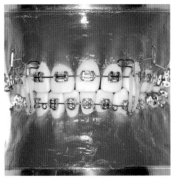

图 5-3-35 前后牙段入槽,配合前牙短牵引(正面观)

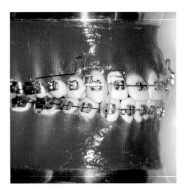

图 5-3-36 同前(右侧面观)

四、其他 MEAW 弓丝的应用

1. 打开咬合

临床中用于打开咬合的多曲弓丝有两种形式,一种是经典的上下颌摇椅形多曲弓丝,与开𬌗治疗不同的是前方不使用垂直牵引,这样前牙受到垂直向压低的力量,有助于打开咬合;另一种是反向多曲弓丝(reverse MEAW),主要用于中重度骨性深覆𬌗,曲的方向朝向远中,更有利于后牙的伸长和前牙的压低。

临床病例展示(图 5-4-1~ 图 5-4-6)

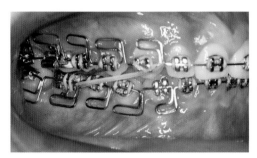

图 5-4-1　深覆𬌗患者戴用反向 MEAW 弓丝的右侧𬌗像

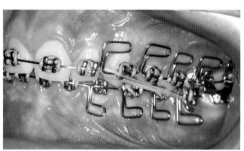

图 5-4-2　左侧𬌗像

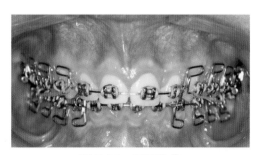

图 5-4-3　正面𬌗像

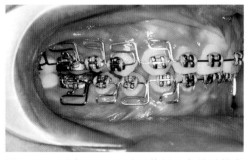

图 5-4-4　反向 MEAW 弓丝戴用 2 个月后的右侧𬌗像

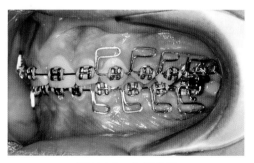

图 5-4-5　左侧𬌗像

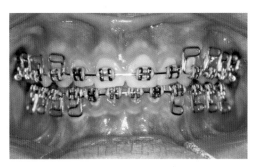

图 5-4-6 正面拾像

2. 外科 MEAW 弓丝

在术前正畸接近尾声的阶段,通过弯制外科 MEAW 弓丝不仅可以达到精细调整牙位、使上下颌牙弓形态相匹配的目的,还可以利用短的"L"形曲进行颌间固定,起到牵引钩的作用(图 5-4-7~ 图 5-4-9)。外科 MEAW 弓丝与普通 MEAW 弓丝的区别在于靴形曲的水平臂要尽可能短,以减小托槽间弓丝的长度,增加弓丝的硬度。

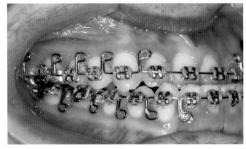
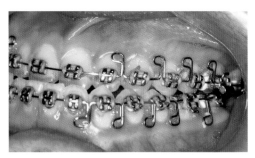

图 5-4-7 患者戴用外科 MEAW 弓丝的右侧拾像　　图 5-4-8 左侧拾像

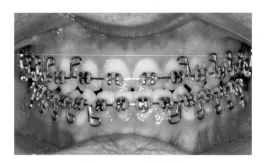

图 5-4-9 正面拾像

3. 精细调整

MEAW 弓丝还有一个常见的用途就是在完成阶段进行精细调整。这主要是利用了托槽间的靴形曲使弓丝长度延长,增加了弓丝的弹性,每个牙齿之间有应力中断,利于对牙齿进行三维方向的个别调整,同时方便配合颌间牵引,使牙齿快速达到尖窝相对的位置(图 5-4-10~ 图 5-4-12)。

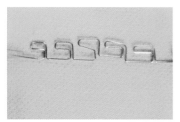
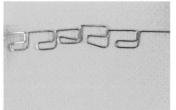
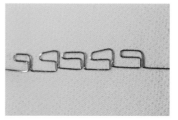

图 5-4-10 向下台阶曲:用细丝钳打开近中 MEAW 曲,同时夹小远中 MEAW 曲,让弓丝整体下降后可使牙齿压低

图 5-4-11 向上台阶曲:用细丝钳打开远中 MEAW 曲,同时夹小近中 MEAW 曲,让弓丝整体上升后可使牙齿升高或伸长,用于消除牙齿边缘嵴的高低差异

图 5-4-12 逐步向上台阶曲:用细丝钳打开第二个近中 MEAW 曲,同时打开倒数第二个近中 MEAW 曲,可诱导前牙伸长,获得更加美观的效果(Ⅲ类错殆磨牙调整为 I 类关系时多用)

以下是临床一例病例展示(图 5-4-13~ 图 5-4-18)

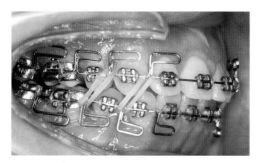

图 5-4-13 患者戴用精细调整用的 MEAW 弓丝的右侧殆像

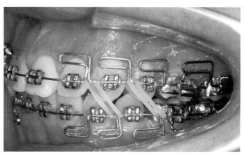

图 5-4-14 左侧殆像

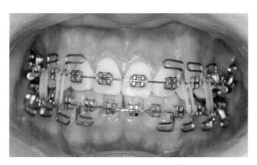

图 5-4-15 正面殆像

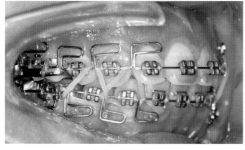

图 5-4-16 患者戴用 2 个月后的右侧殆像

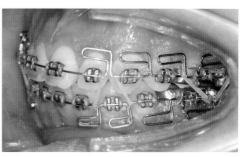

图 5-4-17 左侧殆像

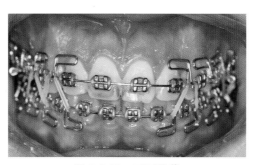

图 5-4-18　正面殆像

（邹冰爽　李小彤）

第六章

舌侧正畸治疗常用弓丝的弯制

　　与常用的唇侧矫治技术相比较,舌侧矫治技术具有特殊的优势。在具有同样的治疗效率前提下,舌侧矫治技术可以兼顾患者的美观,因此受到特殊需求人群的欢迎。美国的 Kurz 医生 1975 年发明了第一个舌侧矫治器,其后经由 Ormco 公司生产和推广。

　　舌侧矫治器多采用 0.018 英寸 ×0.025 英寸槽沟,槽沟的方向有水平向和垂直向两种选择。舌侧弓丝的弯制与唇侧相比对精度的要求更高,因为舌侧空间狭小,舌体容易受到弓丝的刺激。托槽间距也较小,较小的弓丝形变即可以产生较大的矫治力量。弓丝弯制的器械与唇侧基本相同,需要在患者口内对弓丝进行调整的器械具有较长的手柄以利于医师握持,例如舌侧的末端回弯钳以及末端切断钳等。

一、舌侧矫治技术弓丝弯制的特点

(一)弓形特点——蘑菇形弓形

日本的 Fujita 医生 1979 年发明了舌侧矫治器并提出了蘑菇形舌侧弓丝。由于尖牙和第一前磨牙厚度存在较大差异,正常牙弓舌侧形态为蘑菇形。在上颌牙弓尤其明显,需要在尖牙远中弯制 3~4mm 的内收弯以适应牙弓的形态。在下颌内收弯不如上颌明显(图 6-1-1)。

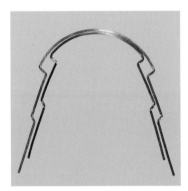

图 6-1-1　舌侧矫治的蘑菇弓形(理想弓形)

1. 排齐整平阶段

在此阶段一般采用带有基本舌侧蘑菇弓形的镍钛丝以及 TMA 丝,常用 0.014 英寸、0.016 英寸镍钛圆丝,0.016 英寸 ×0.022 英寸镍钛方丝,0.017 英寸 ×0.022 英寸 TMA 方丝(图 6-1-2,图 6-1-3)。上下颌弓丝一般没有额外的水平向或者垂直向弯曲,对于牙弓狭窄的病例,后牙段的弓形也要相应吻合狭窄的牙弓形态。

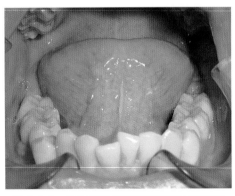

图 6-1-2　临床病例排齐整平前的下颌牙列

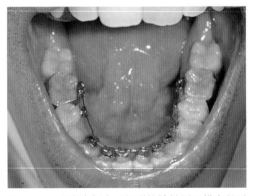

图 6-1-3　临床病例应用超弹性镍钛圆丝排齐整平

2. 关闭间隙阶段

在关闭间隙阶段,常用 0.017 英寸 ×0.025 英寸 TMA 方丝,可以提供柔和持续的力量关闭拔牙间隙。在关闭间隙过程中,会有水平向弓形效应以及垂直向弓形效应出现。

(1) 水平向弓形效应指的是在内收前牙的过程中,上颌末端磨牙受到舌尖近中旋转的力量,从而导致前磨牙区宽度增加(图 6-1-4)。在下颌,由于牙槽骨狭窄,以及支抗情况不同,比较少发生这种情况。为了避免在关闭间隙过程中出现水平向弓形效应,上颌弓丝的前磨牙远中处需要弯制外展的弧形,以抵制水平向弓形效应(图 6-1-5)。

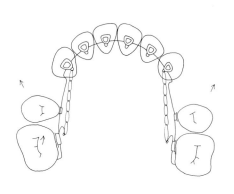

图 6-1-4　关闭间隙过程中的水平向弓形效应

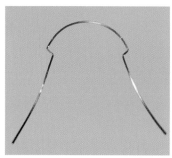

图 6-1-5　为了抵消水平向弓形效应,需要在弓丝磨牙段弯制外展弧形曲

(2) 垂直向弓形效应指的是在关闭间隙过程中,如果力量过大,上颌尖牙会发生远中倾斜,导致前磨牙段开𬌗(图 6-1-6)。为了抵制这一效应,需要在上颌弓丝弯制人字形曲以及补偿曲线,同时在前牙段加入根舌向转矩(图 6-1-7,图 6-1-8)。

3. 精细调整阶段

关闭拔牙间隙后,常使用 0.0175 英寸 ×0.0175 英寸的 TMA 方丝以及 0.016 英寸的 TMA 圆丝完成精细调整。此阶段的弓丝具有理想弓形。太粗的方丝或者硬度太大的弓丝不适合精细调整。可以通过直接在弓丝上打小的弯曲来实现精细调整,或者通过弯制加力单位来实现特殊的牙位调整(图 6-1-9)。

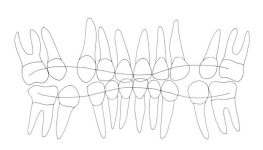

图 6-1-6　关闭间隙过程中的垂直向弓形效应

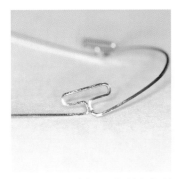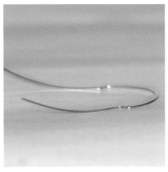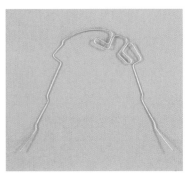

图 6-1-7 上颌弓丝弯制人字形曲抵消垂直向弓形效应　图 6-1-8 上颌弓丝弯制补偿曲线抵消垂直向弓形效应　图 6-1-9 在终末弓丝上弯制垂直加力单位矫正个别牙扭转

（二）弓丝特点——较唇侧矫治技术，需使用较细、较柔软的弓丝

由于使用 0.018 英寸系统舌侧托槽，较唇侧矫治技术，需使用较细、较柔软的弓丝进行舌侧正畸治疗。

舌侧矫治由于牙体舌面解剖结构的不规则性，很难模仿唇侧技术实现"直丝"矫治的效果，因此无论使用何种矫治弓丝，在舌侧应用时均需要进行弯制，包括镍钛丝。镍钛丝应用于舌侧技术时的弯制是舌侧弓丝弯制中的难点。

镍钛丝在唇侧矫治时很少弯制，但在舌侧技术中，不得不进行弯制。镍钛丝的弯制包括两个部分，一是弓丝的成形，二是内收弯的弯制。弓丝成形指将镍钛丝初步成形成舌侧弓形，这一步也可以通过使用预成舌侧镍钛弓丝来简化。内收弯的弯制需要通过细丝钳来完成，为了克服镍钛丝的记忆效应，需要弯制镍钛丝时的角度要远远大于需要的角度，形成过弯曲的力量，才可以在镍钛丝上留下不可恢复的形变。有专用的弓丝成形仪（Bender SOARER-X）可以用来弯制弓丝，弯制时只需要利用两把特制细丝钳将弓丝形成需要的角度，然后通过感应式开关通电加热的方式热处理弓丝，在弓丝上形成不可恢复的形变，同时还保证不破坏弓丝的机械性能。如果没有弓丝成形仪，也可以过弯曲镍钛丝后，用酒精灯外焰轻燎一下弯制的部位，达到记忆的效果。

1. 镍钛丝舌侧前牙段弓丝的成形（图 6-1-10~ 图 6-1-15）

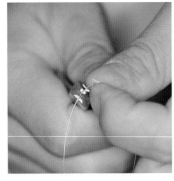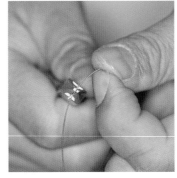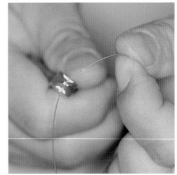

图 6-1-10 用细丝钳夹持在镍钛弓丝尖牙处，左示指指甲与拇指距钳喙 1cm 处紧夹弓丝　图 6-1-11 沿弓丝滑动　图 6-1-12 沿弓丝滑动到对侧的尖牙处

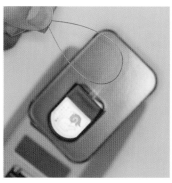

图 6-1-13 弯曲镍钛丝后，用酒精灯外焰轻燎一下弯制的部位，达到记忆的效果

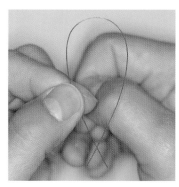

图 6-1-14 热处理后的效果图

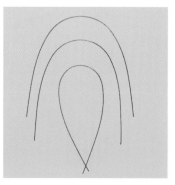

图 6-1-15 与唇侧弓形比对图

2. 镍钛丝舌侧内收弯的弯制

（1）用酒精灯辅助进行简单弯制（图 6-1-16~ 图 6-1-21）。

（2）用弓丝成形仪进行弯制（图 6-1-22~ 图 6-1-24）。

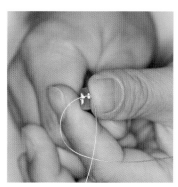

图 6-1-16 用细丝钳夹持在镍钛弓丝尖牙处弯曲

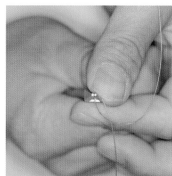

图 6-1-17 进行过弯曲

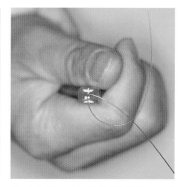

图 6-1-18 用酒精灯外焰轻燎后，记忆的弯曲状态

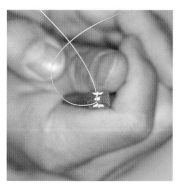

图 6-1-19 热处理后用细丝钳夹持在镍钛弓丝尖牙弯曲处

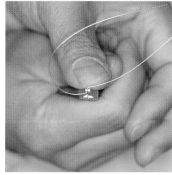

图 6-1-20 弯制外展弯

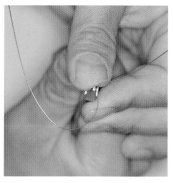

图 6-1-21 进行过弯曲，同样需要用酒精灯外焰轻燎达到记忆效果

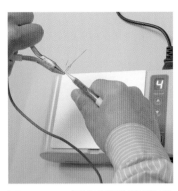

图 6-1-22 弯制时需要用两把特制细丝钳进行弯制

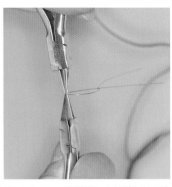

图 6-1-23 两钳相对夹持弓丝并形成需要的角度

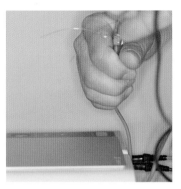

图 6-1-24 将手移动至距离感应式开关 2~8cm 左右即可通电进行弓丝的热处理(也可使用脚踏开关)

二、舌侧矫治常用弓丝的弯制

(一)主要工具和器械

舌侧弓丝的弯制所采用的器械与唇侧没有太大分别,常用的弯制钳有细丝钳、转矩钳、Tweed 弯曲梯形钳、Kim 钳等。与唇侧矫治所用的钳子不同之处在于舌侧正畸钳一般需要具有较长的手柄,钳喙部分根据需要设计一定角度。以便在患者口腔内操作。由于舌侧排齐阶段亦需要采用带有基本蘑菇弓形的镍钛丝,因此需要用弓丝成形仪或特殊弯制形成具有基本弓形的镍钛丝。在镍钛丝弯制成形后,还需要通过热处理消除弓丝内的应力获得稳定的弓形。

1. 细丝钳

用于细丝的弯制,包括不锈钢圆丝及镍钛圆丝(图 6-2-1,图 6-2-2)。

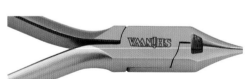

图 6-2-1 细丝弯制钳(带切断)

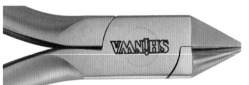

图 6-2-2 细丝钳(短头)

2. 转矩钳

用于方丝的弯制,转矩的调整(图 6-2-3)。适用于不锈钢方丝以及镍钛方丝。

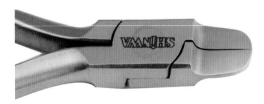

图 6-2-3 转矩钳

3. Tweed 弯曲成形钳

用于在方丝上弯制圈曲,根据所需要的圈曲的大小可以选择钳子不同直径部位弯制,可换头式在临床操作中便于维修(图 6-2-4,图 6-2-5)。

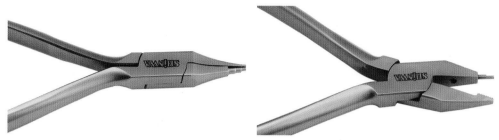

图 6-2-4 Tweed 弯曲成形钳   图 6-2-5 Tweed 弯曲成形钳(可换头)

4. 镍钛丝终末端回弯钳(Terminal Bend Plier)

左右各一把用于镍钛丝的末端回弯。也有钳子的末端有两个喙,适用于左右两侧的镍钛丝末端回弯(图 6-2-6)。

5. 舌侧结扎钳(ligature tucking instrument)

用于舌侧矫治中结扎丝结扎。钳子的两个末端,一个用于结扎时固定结扎丝,一个用于弓丝入槽和结扎丝断端压入(图 6-2-7)。

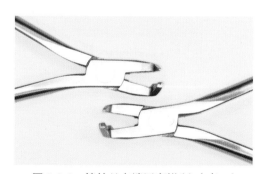
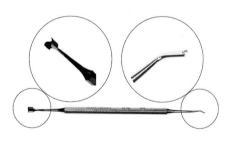

图 6-2-6 镍钛丝末端回弯钳(左右各一)   图 6-2-7 舌侧结扎钳

6. 结扎丝切断钳(45°角)

适合舌侧结扎丝切断(图 6-2-8,图 6-2-9)。

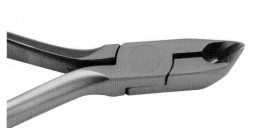
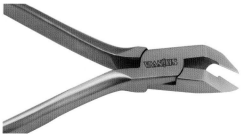

图 6-2-8 结扎丝切断钳(45°角,上面观)   图 6-2-9 结扎丝切断钳(45°角,背面观)

7. 末端回弯钳（cinch back utility plier）

用于带关闭曲的弓丝末端回抽、回弯加力，可以用作不锈钢丝末端回弯钳。钳喙内侧带有横向齿纹，易于钳夹、固定弓丝（图6-2-10）。

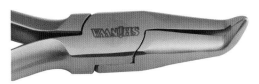

图6-2-10 末端回弯钳

8. 方丝弓成形器和弓丝成形钳（大半圆钳）

在舌侧矫治技术中有舌侧专用的方丝弓成形器，但目前市场上可购买到的较少。图6-2-11展示的是唇侧的方丝弓成形器，与弓丝成形钳（图6-2-12）交互使用可替代舌侧专用方丝弓成形器。

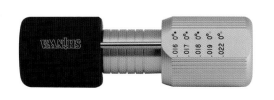

图6-2-11 方丝弓成形器

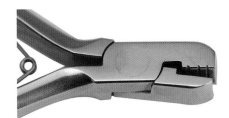

图6-2-12 弓丝成形钳

9. 持针器

包括弯头和直头两种（图6-2-13）。

10. 点焊机和弓丝成形仪（图6-2-14）

点焊机上的热处理台也可用作处理不锈钢丝，以增加弓丝的弹性。弓丝成形仪：用于弯制镍钛丝或对成形后的镍钛丝进行热处理，以获得具有稳定形状的镍钛丝。

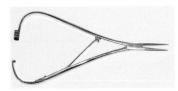 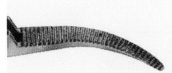 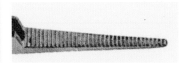

图6-2-13 持针器（左：持针器，中：弯头，右：直头）

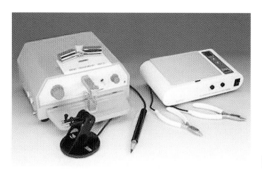

图 6-2-14　点焊机和弓丝成形仪

（二）常用弓丝的材质

包括不锈钢丝、镍钛丝以及 TMA 丝。一般在排齐阶段应用镍钛丝，也可以应用不锈钢圆丝；在关闭间隙阶段可以应用不锈钢方丝通过滑动法关闭间隙，也可以应用 TMA 丝应用关闭曲法关闭间隙；在精细调整阶段一般应用较大尺寸的 TMA 丝通过弯制理想弓形实现牙齿位置的精确定位。

（三）常用的舌侧弓丝弯制

1. 上下颌舌侧理想弓形的弯制

（1）适应证

舌侧理想弓形用于治疗最后阶段的精细调整，是舌侧正畸治疗的最后一根弓丝（图6-2-15）。

（2）弯制工具的选用

一般采用方丝弓成形器、转矩钳完成，也可以使用细丝钳。

（3）使用弓丝的形状和尺寸

常用 0.017 英寸 ×0.025 英寸 TMA 丝弯制。

（4）弯制步骤、要点和技巧（图 6-2-16~ 图 6-2-44）

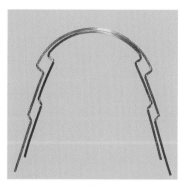

图 6-2-15　舌侧矫治的蘑菇弓形（理想弓形）

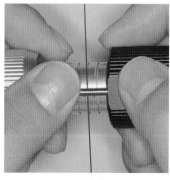

图 6-2-16　弓丝中部对应放置于方丝弓成形器的槽沟内

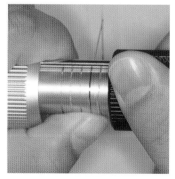

图 6-2-17　用方丝弓成形器弯制弓形

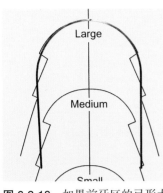

图 6-2-18 如果前牙区的弓形太大,可用弓丝成形钳(大半圆钳)进行调整

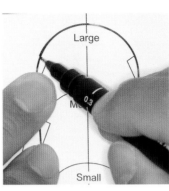

图 6-2-19 在舌侧弓形图版比对,并在尖牙远中作标记

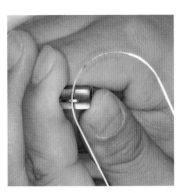

图 6-2-20 钳夹持弓丝标记处

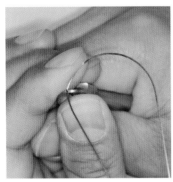

图 6-2-21 用左手示指从弓形外侧将钳喙近中弓丝向弓形内侧弯折

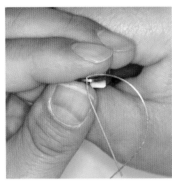

图 6-2-22 形成向内弯折的直角弯

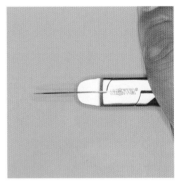

图 6-2-23 调整弓丝与弓形平面一致

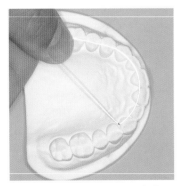

图 6-2-24 在模型上比对弯曲的部位

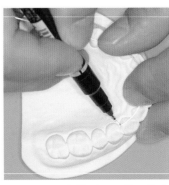

图 6-2-25 在模型上以第一前磨牙舌侧厚度作标记

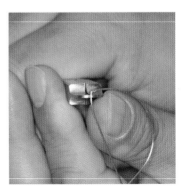

图 6-2-26 钳夹持弓丝标记处

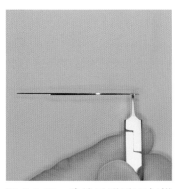

图 6-2-27 确认弓形平面与钳垂直

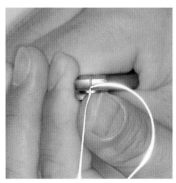

图 6-2-28 钳喙远中弓丝向弓形外侧弯折近直角,形成第一个内收的弯曲

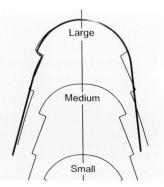

图 6-2-29 在舌侧弓形图版进行比对

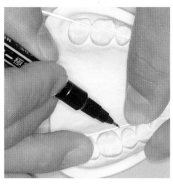

图 6-2-30 在第二前磨牙和磨牙之间标记

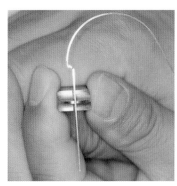

图 6-2-31 钳夹持在标记点

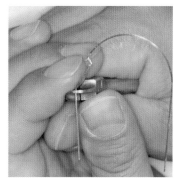

图 6-2-32 用左手示指从弓形外侧将钳喙近中弓丝向弓形内侧弯折

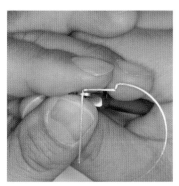

图 6-2-33 形成 90°的弯曲

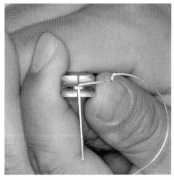

图 6-2-34 夹持弓丝状态,依据前磨牙和磨牙厚度的差距

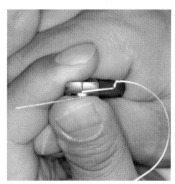

图 6-2-35 用左手拇指将远中弓丝向弓形外侧弯折

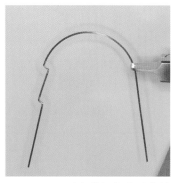

图 6-2-36　形成单侧蘑菇形曲效果图

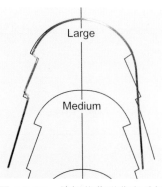

图 6-2-37　单侧蘑菇形曲在舌侧弓形图版进行比对

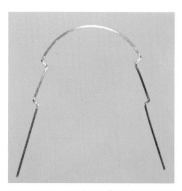

图 6-2-38　双侧蘑菇形曲效果图

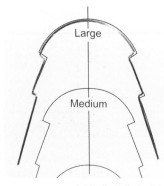

图 6-2-39　双侧蘑菇形曲在舌侧弓形图版进行比对,注意此时与大号弓形重合

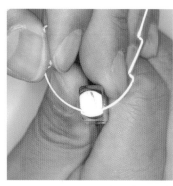

图 6-2-40　用弓丝成形钳(大半圆钳)在前牙区弓形中间调整

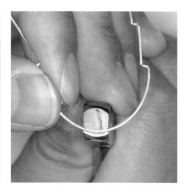

图 6-2-41　再在前牙区弓形两侧调整

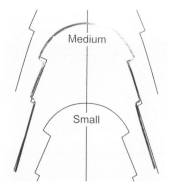

图 6-2-42　双侧蘑菇形曲在舌侧弓形图版进行比对,已经调整到中号弓形

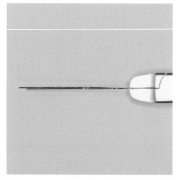

图 6-2-43　用转矩钳检查转矩

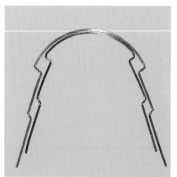

图 6-2-44　上下颌蘑菇形曲匹配效果图

2. 弯制抗弓形效应的弓丝

根据患者的实际情况,可调整基本蘑菇弓形,为了抵消水平向弓形效应,需要在弓丝磨牙段弯制外展弧形曲(图 6-2-45~ 图 6-2-47)以及为了抵消垂直向弓形效应,弯制补偿曲线(图 6-2-48~ 图 6-2-50)。

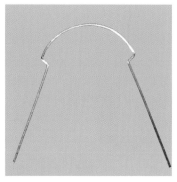

图 6-2-45　前牙区蘑菇形曲效果图

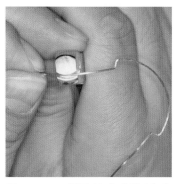

图 6-2-46　用弓丝成形钳(大半圆钳)弯制外展弧形(弧形曲)

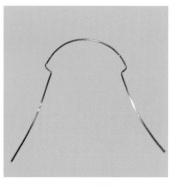

图 6-2-47　弧形曲效果图

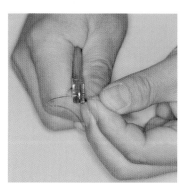

图 6-2-48　弯制单侧摇椅形曲

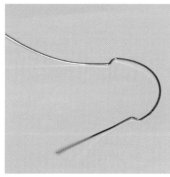

图 6-2-49　单侧摇椅形曲效果图

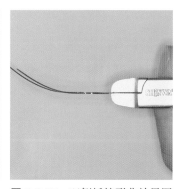

图 6-2-50　双侧摇椅形曲效果图

3. 舌侧带闭合曲弓丝的弯制

(1) 适应证:舌侧闭合曲主要用于上颌。常用的闭合曲有三种:T 形曲、靴形曲、带圈闭合曲以及垂直闭合曲。

T 形曲和靴形曲擅长于打开咬合以及对前牙的转矩控制,适用于前牙深覆𬌗,需要内收过程中控制前牙转矩的病例(图 6-2-51),一般应用 0.0175 英寸 ×0.025 英寸的 TMA 丝弯制。

圆丝弯制带圈闭合曲以及垂直闭合曲对前牙的垂直向控制和转矩控制相对较弱,适合于前牙唇倾、允许内收时舌倾前牙的病例。带圈闭合曲弹性更大,力量更加柔和。上颌弓丝后牙区均为弧形弓,用于对抗水平向弓形效应;垂直方向弯制补偿曲线以及人字形曲对抗垂直向弓形效应(图 6-2-52,图 6-2-53)。

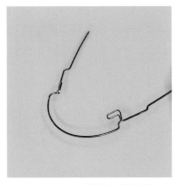

图 6-2-51 靴形曲效果图

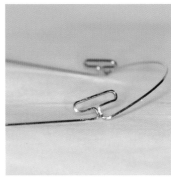

图 6-2-52 T 形曲加人字形曲侧面效果图

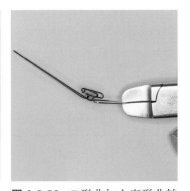

图 6-2-53 T 形曲加人字形曲转矩钳夹持下的效果图

(2) 弯制工具的选用：一般选用细丝钳或者 Kim 钳。

(3) 选择使用弓丝的形状和尺寸的选择：常用 0.0175 英寸 × 0.025 英寸的 TMA 方丝弯制。

(4) 弯制步骤、要点和技巧（以靴形曲为例）（图 6-2-54~ 图 6-2-80）

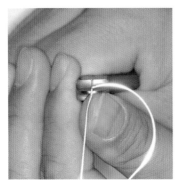

图 6-2-54 同前弯制上颌标准弓形的第一个内收弯曲

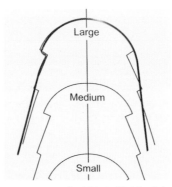

图 6-2-55 在舌侧弓形图版进行比对

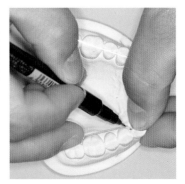

图 6-2-56 距转折 1mm 处标记弓丝

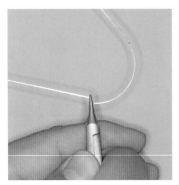

图 6-2-57 如图细丝钳夹持在标记点处（弓形拾面观）

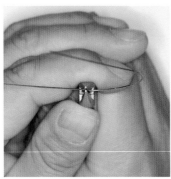

图 6-2-58 同前（弓形内侧观）

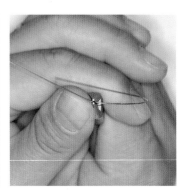

图 6-2-59 左手拇指将钳喙远中弓丝向龈向弯折，不要在转折处上抬弓丝以免弓丝折断

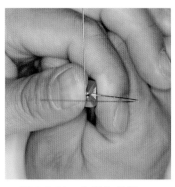

图 6-2-60　向龈向弯折 90°

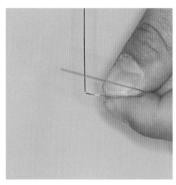

图 6-2-61　弯折 90° 后的效果图（弓形内侧观）

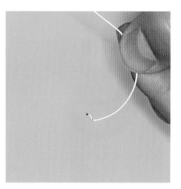

图 6-2-62　同前（弓形𬌗向观）

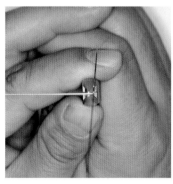

图 6-2-63　钳夹持在距弯折处 2.5~3mm 处

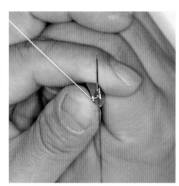

图 6-2-64　向近中弯折

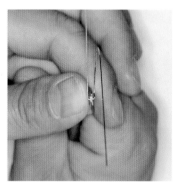

图 6-2-65　弯折成 90° 直角，与原弓丝平面平行

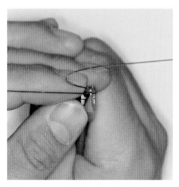

图 6-2-66　钳夹持在距弯折处 3mm 处

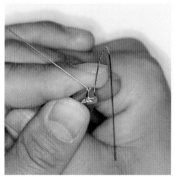

图 6-2-67　向龈向弯折

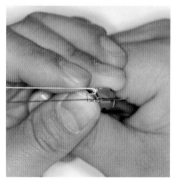

图 6-2-68　继续弯制形成半圆，与原弓丝平行

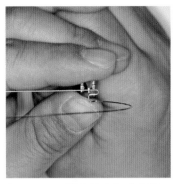

图 6-2-69　钳夹持在与垂直臂一致处

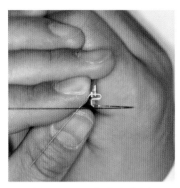

图 6-2-70　向殆向弯折

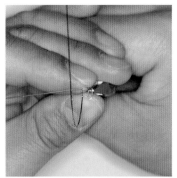

图 6-2-71　弯折90°,两个垂直臂平行并紧密接触

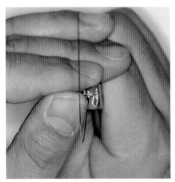

图 6-2-72　钳夹持在垂直臂与原弓丝平面相交处的龈方,方喙朝向远中

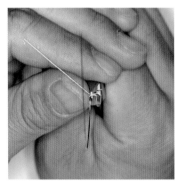

图 6-2-73　弓丝向远中弯折

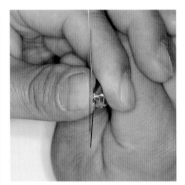

图 6-2-74　弯折成90°,并与原弓丝平面一致

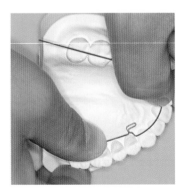

图 6-2-75　在模型上比对弓形(第一前磨牙应该已被拔除)

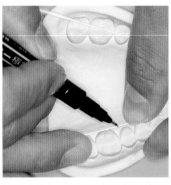

图 6-2-76　在弓形磨牙与前磨牙间作标记

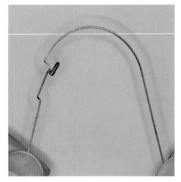

图 6-2-77　在标记处形成第二个内收弯曲(磨牙和第二前磨牙间)

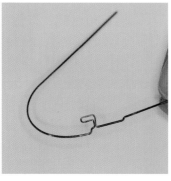

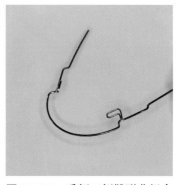

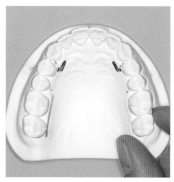

图 6-2-78　舌侧单侧靴形曲闭合曲弯制完成

图 6-2-79　舌侧双侧靴形曲闭合曲弯制完成（侧面观）

图 6-2-80　弯制完成的双侧带靴形曲闭合曲弓丝在模型上进行比对，并调整

（5）弓丝弯制完成的检验和调整：根据患者的实际情况，可在弓形上施加垂直向人字形曲以及后牙段的补偿曲线，以抵消关闭间隙过程中的垂直向弓形效应（图 6-2-81~ 图 6-2-86）。

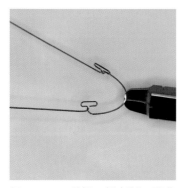

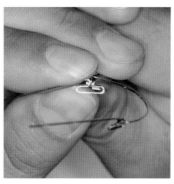

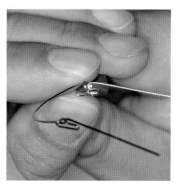

图 6-2-81　舌侧双侧弯制 T 形曲关闭曲弓丝

图 6-2-82　在 T 形曲的远中弯制约 15° 曲

图 6-2-83　在 T 形曲的近中弯制约 15° 曲

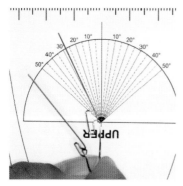

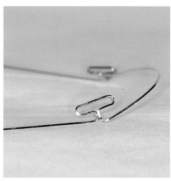

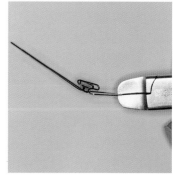

图 6-2-84　形成 30° 的人字形曲

图 6-2-85　T 形曲弯制人字形曲后（侧面观）

图 6-2-86　T 形曲弯制人字形曲后两侧弓丝重叠

（6）临床治疗中的弓丝安放（图 6-2-87）

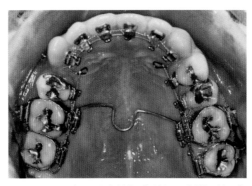

图 6-2-87 应用垂直关闭曲关闭上颌拔牙间隙

4. 舌侧小圈曲的弯制

（1）弓丝选择使用适应证：舌侧小圈曲常用于 0.016 英寸的 TMA 圆丝上，在排齐阶段用于挂链状圈远中移动尖牙。小圈曲位于蘑菇弓形的内收弯上，曲的方向朝向牙龈，与殆平面垂直（图 6-2-88，图 6-2-89）。在此阶段的内收弯应该尽量靠近拔牙间隙远中的前磨牙托槽，以利于施加尖牙的远中移动的力量。

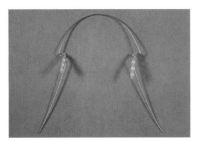
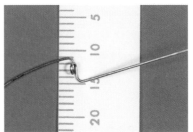

图 6-2-88 常用于舌侧矫治排齐阶段，用于挂链状圈拉尖牙解除前牙拥挤

图 6-2-89 同前

（2）弯制工具的选用：可以选用细丝弯制钳（带切断）和细丝钳（短头）。

（3）使用弓丝的形状和尺寸：一般用于 0.016 英寸的 TMA 圆丝或者不锈钢圆丝。

（4）弯制步骤、要点和技巧

A. 在弓丝上标记内收弯的位置。

B. 用细丝钳的圆喙弯制 90° 内收弯。

C. 在距离内收弯 2mm 位置标记，在此位置弯制朝向牙龈的小圈曲，直径 2mm。

D. 在距离内收弯约 4mm 的位置标记，用细丝钳圆喙夹持弓丝标记点，将远中部分弓丝弯向远中，形成蘑菇形弓形。

（5）弓丝弯制完成的检验和调整：为了抵消在拉尖牙过程中的垂直向弓形效应，在弓丝尖牙以及前磨牙段适当施加摇椅弓形。

(6) 临床治疗中的弓丝安放(图 6-2-90)

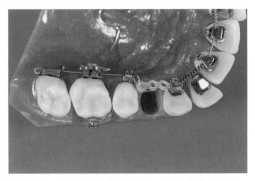

图 6-2-90　应用尖牙远中的小圈曲拉尖牙

5. 舌弓的弯制

在舌侧正畸的排齐阶段往往需要运用舌弓加强支抗,通过舌弓上焊接附件实现尖牙的远中移动,为排齐牙列提供间隙。舌弓的弯制一般采用 1.0mm 或者 1.2mm 的钢丝,与牙弓舌面形态吻合,并贴近黏膜表面(图 6-2-91,图 6-2-92)。舌弓的弯制一般由技工在工作模型上完成。

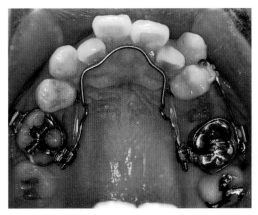

图 6-2-91　临床病例应用舌弓增强磨牙支抗,配合拉前磨牙后移

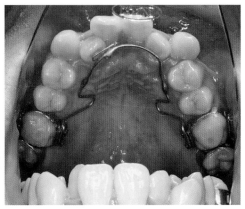

图 6-2-92　临床病例应用舌弓增强磨牙支抗,配合前牙扩弓

三、舌侧矫治弓丝弯制的新进展

经典舌侧矫治技术需要复杂的弓丝弯制,尤其在采用关闭曲法的过程中,对于弓丝弯制技巧有较高的要求。在精细调整阶段,弓丝的精确弯制显得尤为重要。因此舌侧矫治往往需要较长的椅旁操作时间,以及较丰富的唇侧矫治经验。对牙齿形态的研究显示,牙弓舌侧颈部的形态没有内收外展的变化,据此为舌侧直丝矫治器(lingual straight wire)提供了可能。

目前,舌侧自锁托槽也在正畸临床得到了应用,可以简化托槽的结扎,节省椅旁操作时间(图 6-3-1~ 图 6-3-3)。

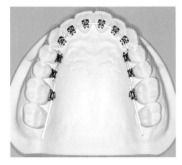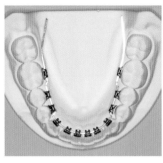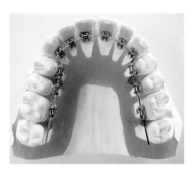

图 6-3-1 舌侧上颌自锁托槽使用 0.017 英寸 ×0.025 英寸不锈钢方丝

图 6-3-2 舌侧下颌自锁托槽使用 0.017 英寸 ×0.025 英寸不锈钢方丝

图 6-3-3 舌侧上颌自锁托槽间接法粘接

随着 CAD/CAM 技术的发展,个性化舌侧矫治技术正在逐渐成为舌侧矫治技术的主流。个性化的托槽设计结合机器手弯制的弓丝,可以有效减低患者的不适,提高矫治效率。Incognito 个性化舌侧矫治系统采用全尺寸的 0.0182 英寸 ×0.0182 英寸 TMA 方丝来完成精细调整(槽沟的尺寸为 0.018 英寸 ×0.025 英寸),全尺寸的 TMA 丝可以完全体现预设的牙齿三维位置,理论上不需要在终末弓丝上进行调整(图 6-3-4)。

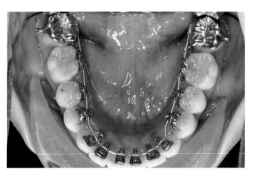

图 6-3-4 个性化舌侧矫治技术的终末弓丝为全尺寸的 TMA 方丝

LH 丝是日本学者相马邦道教授研究开发的一种矫正用弓丝,被称为"神奇特殊的超弹性钛镍弓丝"。"LH"英文名为"Low Hysteresis(低滞后)的意思",当 LH 丝被结扎到托槽上时,其被激活时产生的应力(包括转矩力)和移动牙齿时,其慢慢恢复原状时产生的应力差比其他热激活镍钛丝要小,即低滞后效应。 LH 丝可以用弓丝成形仪进行弯制定型,特点是不管如何变形,其发挥的力量几乎都是一定的,在口腔内可以产生稳定的力量(constant force),牙齿移动会比较合乎生理移动,周围牙槽骨的重建(remodeling)也会比较健康。

　　因此 LH 钛镍方弓丝不仅在唇侧矫正治疗中得到应用，可能在舌侧矫正将会更显优势。它可以从矫正患者初始排齐整平阶段开始，尖牙远中移动，打开咬合到关闭间隙，以及最后的精细调整完成阶段，上下各用一种 0.016 英寸 × 0.025 英寸的 LH 钛镍弓丝，每一个阶段将弓丝取出用弓丝成形仪弯制成形所需的形状，加强 LH 丝的弹性和硬度，即可以完成治疗。

（朱胜吉　杨雁琪　赵　弘　刘　怡）